がん医療の闇を拓く

末期がんになっても怖くない生活環境をつくる秘策

Kunihiko Kondo
近藤國彦

はじめに

ある内科医の投書に、常識では考えられないことが記載されていました。

「抗がん剤が効かないとわかっているのに使う」、「効かないはずの抗がん剤を使って、がんが治る」……。一体どうなっているのかと首をひねってしまいます。どうして、このようなおかしな医療が行われるようになったのかわかりませんが、常識では考えられないことが行われているのは間違いありません。

こんな医療でも医者が治るというので、患者も治るのだと受け取ってしまいます。しかし、治らない薬を使う治らない医療では治る訳がありません。医者には患者をだます意図はないようですが、患者は明らかにだまされています。

抗がん剤は猛毒物質ですから、医療に使われること自体がおかしいのです。毒性が強いので、体力の消耗に加えて、脱毛、粘膜糜爛（びらん）、食欲不振と大変な副作用があり、体が受ける影響は半端なものではありません。

がんの治療には切る、抗がん剤、放射線の3大医療があります。他にも色々とあるようですが、どれも決め手にはならないようです。早く見つけて早く治療すれば、ほぼ100%が治るといいますが、こんな毒のようなもの（抗がん剤）を使っているようでは、体が幾つあっても足りません。私のような医者ではないものが変だと思うのに、医者が何とも思っていないのが不思議です。

私は医療助手として40年以上、眼科治療に従事してきました。その間にも、若くしてがんで亡くなった叔父や、多くの仲間たちの悲惨な最期を見てきました。娘が乳がんになったと聞いたときも自分の無力を感じ、何かできないかと考え続けてきたのです。

それから何年か後に、末期がんを治したという人物に会いました。C型肝炎から始まって、35年目にとうとう末期がんを告げられたそうです。医者からもう治療として行うことがないといわれて、自分自身で葬儀の準備に取りかかりました。その後、気功に結びついて3か月で末期がんが全快したと聞きました。これで、私の中の疑問はますます膨らんでいきました。

効果のない抗がん剤を使ってがんを治そうとする医療がある一方で、末期がんから治っている人物がいるのです。よほどの馬鹿でなければ、この医療に疑問を持つのではないでしょうか。

それ以来、この異様な医療への疑問・不信感が頭にこびりついて離れなくなりました。どう考えても、がんは生活とつながりがありそうで、医療とのつながりは乏しいように思います。現代医療はがんの捉え方を間違えていると思うのですが、決め手になるものが見つかりませんでした。

こんな状態が16年も続きました。ある日、インターネットの画面に「**ルドルフ・ウィルヒョウ**」というかな文字が浮かびました。ドイツ人でがんが分裂すると唱えた人物の名前でした。次いで、「**千島喜久男**」という生物学者につながりました。分裂説に異論を唱えた日本人です。ここでようやく疑問が解けました。やはり私の考えていたことが間違いでなかったことがわかりました。それから次々と疑問が解けていきました。やはり、がん医療はとんでもない医療であることが、私にはわかってきたのです。

現代医療については、正面から見ても何も見えてきません。疑ってかかって、初めてまともでないことがわかります。といっても、単に疑問を持つだけではなく、常識を捨てて矛盾をとことん追求して、初めてわかることです。

現在我々が持っている知識は、誰かがどこかで発信したものです。その知識が大勢に支持され、常識として定着しています。それが正しいものなら何も問題は起こりません。しかし、その常識が歪められていても、気づく人がいない状態が続き、そのまま長い時がたってしまったら、間違いだという人があらわれても誰も耳を傾けなくなるでしょう。非常識なものが常識と入れ変わってしまっている状態です。

治療に携わっている医者は、この現実を薄々知っているのではないかと思います。しかし、そんな医療でも医者にとっては生きる糧で、失うわけにはいきませんから、何も知らない振りをしているのでしょう。中には信念を持って患者に接している医者がいるのかもしれませんが、これほど歪んでしまうと為す術がないというのが実情だと思います。医者ではない私が見ても、現代医療は本末転倒だとわかるのですから、医者本人がわからないはずはないと思うのです。

しかし、末期がんの宣告をうけて医者に見切りをつけられた患者が、僅か3か月で治っているのです。こんなことは現在の常識ではとても考えられません。その一方で、効きもしない抗がん剤を使ってがんが治るという医療が存在しています。どう考えても、医療自体に矛盾が多すぎるように感じます。

後ほど詳しく伝えますが、**がんが直接の原因で死亡している人はわずか20%です。あとの80%は生活習慣病を主とした他の病気で亡くなっています。**現在の医療の中身から考えると当然という気がします。

抗がん剤という猛毒を盛られた体は免疫力が低下して抵抗力が落ちますから、他の病気にかかりやすくなります。医療のプロならこんなことは百も承知しているはずです。それなのにこんな医療が行われるのは、がんが分裂する細胞であるということが根拠になっているからです。しかし、分裂する細胞なら治療もしないのに治ることなど、あり得ません。治る前に死んでいます。

このようにおかしな医療が行われていることははっきりしているのですが、この状態を医療に信頼をおいている人に納得できるように伝えるのは、簡単なことではありません。間違っていることを誰にでもわかりやすく伝えることができないものかと、そんなことを考える生活が始まりました。ようやくがんの本質がわかるようになりましたが、気がついたら16年も経っていました。

がんは原因もなく、突然現れるものではありません。生活と密接に繋がっているものです。

最近になって免疫力を上げる治療を考えるようになりましたが、これまでの医療がすべてがんの処理をするだけで、免疫力を犠牲にする間違いに気がついたからでしょう。しかし、免疫を向上させる方法を医療に求めるのは間違いで、生活を変えることで可能になります。

でも、それだけで末期がんが僅か3か月で治るものだろうか、と疑問が起こります。現在の医療ではとても考えられないことですから当然です。医者が見切りをつけた患者ですから、疑問がさらに膨らんでいきました。一体どのようなことが起こっていたのでしょうか。これから、本書ではその疑問を解くことに取りかかります。最後まで読んでいただけたら、きっと「目から鱗が落ちる」と感じる発見があるに違いありません。

目次

第2章 がんに殺されないために

第4章 人生をかけて、私が伝えたいこととは

第1章
がん医療の真実

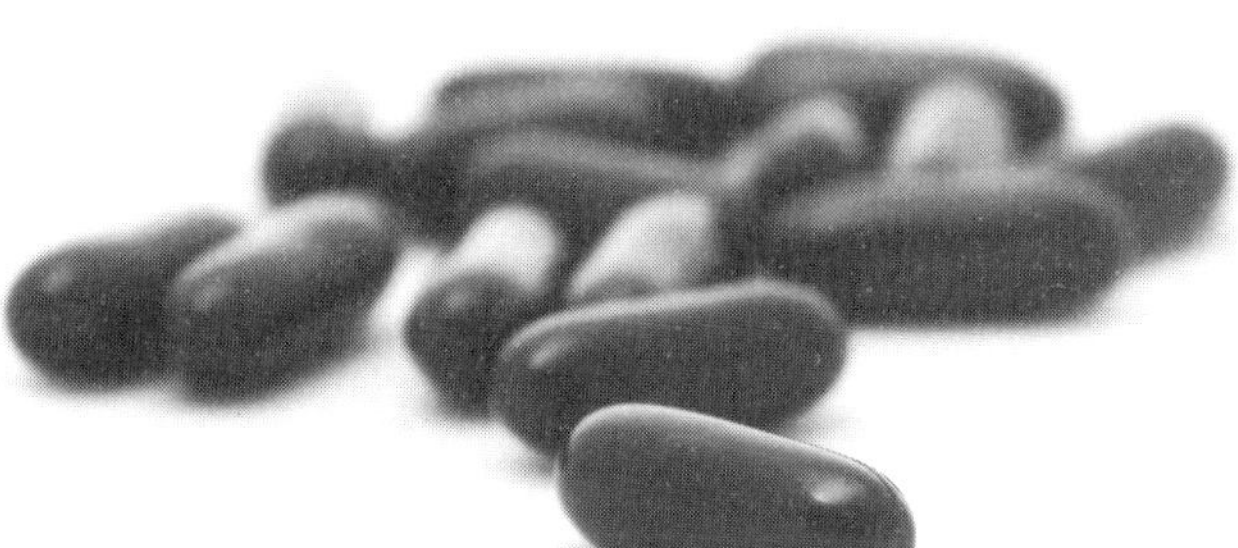

がん検診を受ける前に現在の医療について知っておきたいこと

もし、あなたががん検診を受けようと考えているなら、または、がんの治療を受けようとしているなら、**その前に是非読んでください**。ここでお話することを知らないでいることは、大変な結果につながるからです。

ここに2冊の本があります。1冊は東京大学医学部准教授・中川恵一氏の著書、『専門医が教える　がんで死なない生き方』です。

冒頭には、「がんは突然変異の細胞」であり、「がんの原因の3分の1がタバコ、3分の1がお酒や食事や運動といった『タバコ以外の生活習慣』です。そして、残りの3分の1は『運』と言ってよいでしょう。どんなに理想的な生活を送っても、がんを完全に防ぐことはできません。ですから、がんを防ぐ生活習慣を心がけるとともに、〝運悪く〟がんになっても、早期に発見して完治させる必要があります。この生活習慣（一次予防）＋早期発見（二次予防）の〝2段構え〟が、がんで命を落とさないための特効薬なのです」「早期がんで発見されれば、ほとんどの臓器のがんで治癒率は9割以上になります。早期に見つけられれば、がんは怖くありません」ただし「早期がんを発見するには、定期的な検診が不可欠です。早期がんでは目立った症状が出ないからです」と記載されています。

もう1冊は、元慶応義塾大学医学部放射線科講師・近藤誠氏の新書『「余命3カ月」のウソ』です。これには、「がんが恐ろしいのではない。**『がん治療』が恐ろしいのです**」「治療をしなければ、がんは最後まで頭がはっきりしていて、対処法を間違えなければ、体もわりと動きます。まったく痛まないがんも多い。痛みが出てもコントロールできます。元気な人が、あっという間に変わり果てた姿で逝くのは、がんの治療のせいです」と書かれ、さらに**ニュースキャスターの逸見政孝氏、芸能リポーターの梨元勝氏、歌舞伎役者の中村勘三郎氏、市川団十郎氏など、あっという間になくなっているのはみながん治療が原因で、がんでなくなるのではない**、とも記載されています。

また、「がんは切らずに治る」「抗がん剤は効かない」「検診は百害あって一利なし」「がんは原則として放置したほうがいい」。自覚症状がないのに会社の検診や人間ドックで見つかったがんは、ほとんど「がんもどき」で治療の必要がないと述べています。それを**切られ、あるいは抗がん剤治療を受けたらどうなるかと警告**する内容が記されているのです。

中川恵一氏は原因の3分の1がタバコ、酒や食事、運動などの生活習慣が3分の1、後の3分の1は運だから、どんなに理想的な生活を続けていても運が悪ければがんになる。でも、初期なら9割が治るから恐れる必要はない。そのためには早期発見が重要で定期検診が欠かせない。抗がん剤は有効としています。

これに対して近藤誠氏は、**ほとんどのがんは「がんもどき」で治療の必要がない。切らなくても治るがんが多いのだから、原則的にがんは治療せずに放置するほうがいい。抗がん剤は効かない**という立場です。

中川恵一氏の本を読んだだけでは格別おかしいとは思えないかも知れませんが、両方を読めば矛盾した部分のあることに気がつくと思います。それは、生活習慣が原因の3分の1あるといっておいて、でも結局は運が悪いとがんになると述べている点です。これが大学病院の准教授のいうことですから、見逃すことはできません。

一方、近藤誠氏のようなことをいう医者はほとんどおりませんから、医学界から無視され孤立しています。したがって、この主張がどこまで受け入れられるかはわかりませんが、がん医療の現状であることを踏まえて、がん医療を考えなければなりません。

私は近藤誠氏の考えに賛成です。私はほとんどのがんは治療しなくても治ると考えています。ただし、それには**生活環境を変えるという条件が伴います。生活でなく、生活環境というのは、食事だけではなく心も伴うからです**。

現在がんだといわれているものは、ほとんどががんになる生活を続けてきた結果として現れたものです。従って、ほとんどのがんは、切る方法ではなく生活を改める方法で対処できるものと考えます。

これに対して、放射線やアスベストのような外部からの影響が原因のがんは、原因が違いますから当然対応が異なります。これらが原因で、苦痛が伴う場合は、切除などで負担を軽くすることも必要でしょうが、それで治るとは考えないほうがいいと思います。抗がん剤や放射線を使って治そうとすれば、余計に苦しむことになりますから、何もしないほうが賢明です。タバコが原因なら当然この範疇(はんちゅう)に入ります。

がんを処分してなくなると「手術が成功したから、後は体の回復を待つだけ」といわれたり、あるいは抗がん剤を使ってがんが縮小すると「治療が成功したのだから、後はがんを取ってさっぱりするだけ」といわれたりします。

しかし、これで治ると安心していると大変なことになります。**治すのは医療でなく、体**

が持っている治癒力です。自然治癒力ともいいます。したがって、このことを無視してがんを始末しても、治らないだけでなくむしろ苦痛を増やすだけです。原因もわからないのに、がんを処分すれば治るというのはおかしな話で、がんになる原因がわかって、それを解消することができて初めて治すことができるのではないでしょうか。

がんを叩くことと、がんを治すことは別なものです。切ることも、抗がん剤や放射線でがんを死滅させることも、がんを処理するだけで治すのではありません。

がんに限らず病気を治す力は生まれながらに与えられた自然治癒力で、医療でも医者でもありません。このことを弁(わきま)えていれば、誤った医療に巻き込まれる恐れはありませんが、病気は力でねじ伏せられると考える医療では結果が優先しますから、問題が起こってもたいしたことではないと通してしまいます。

自信過剰な医者は戦うことしか考えません。がんが消滅すれば成功ですから、毒物を使ってでも目的を果たそうとします。がんの定義が曖昧なことが、そんな医療を野放しにしているのです。それを近藤誠氏につつかれている訳です。

近藤誠氏は、乳がんの80％、子宮頸部の上皮内がんは99％ががんもどきだから、治療せずに様子を見るのが賢明な方法だといいます。それに対して、賛成できない、後悔することになると主張するのが開業医の長尾宏氏です。このように三つ巴になると、いずれが正しいのか患者は決めかねてしまいます。

私は**乳がんや子宮頸がんに限らず内的要因によるものは、すべて治療の必要がないと考えます。生活が関与しているものは、生活を変えれば治るものですから、切って治すことなどはとんでもない間違いです。まして、抗がん剤や放射線は論外**ということになります。

この私の主張がすんなりと受け入れられるとは考えていません。現在の医療をことごとく否定することになるのですから、恐らく反論が起こるでしょう。医者は真っ向から反対するでしょうし、患者も戸惑うに違いありません。でも、これは思い付きでいっているのではありません。がん医療はおかしい、どう考えてもおかしい、それが20年考え続けてきた結果、私がたどり着いた結論です。

例外はあります。痛みを伴うなどの苦痛がある場合は、対症療法としての治療が必要です。しかし、それ以外は原則生活を見直して対応すべきものと考えます。

ほとんどの人ががんは恐ろしい病気だと考えています。その理由はがんに罹（かか）ったら死んでしまうと考えているからです。がんは際限なく増え続ける恐ろしい細胞、と聞かされているからでしょう。ところが、**末期がんから見事に立ち直って元気になるという人物**がいます。このような例は数多くありませんが、決して少ない数ではありません。現在の医療ではとても考えられないことですから理由を考えても簡単にわかることではありませんが、無視する訳にいきませんので考え続けました。その結果、生活環境が著しく変っていることがわかりました。複数の例でも同じであることがわかっています。

これで切れば治る、早期発見・早期治療のほうが治りやすいという根拠が崩れてしまいます。末期がんが治るのですから、急いで切る必要はなくなります。治療をしなくても治る方法があるのですから、早く発見しなければ手遅れになるということもなくなります。検診が何のためにあるのかを改めて考えなければなりません。

こんな医療でがんが治るというのですから、おかしいと思わなくてはならないのですが、誰も信じて疑おうともしません。治療をあきらめた末期がんが治ったと聞いても誰もおかしい、不思議だとは思いません。このように常識では考えられないことが起こっているのですから、この**医療には我々の想像もできない大きな秘密が隠されているに違いないのです。**

すべてが始まったのは、思いがけない偶然の連鎖から

１９９１年の冬、私は伊豆の下田にある沖ヨガ道場にいました。そこには難病を抱えた大勢の人が集まっていました。「あそこに行けば難病が治る」と聞きつけて日本全国から集まってきた人たちです。治りにくい病気を抱えているのですから、さぞかし意気消沈した人たちだろうと思いがちですが、意外にも明るい表情をしていたのは、それだけ期待で胸を膨らませていたからでしょう。それに比べ、私のほうは目の前にいる膨大な数の難病患者に戸惑いを感じていました。

そのとき、私はこれまで考えていた病気に対する認識を改める必要がある、と考えていたのです。難病を抱えた人がこれだけいるということは、現代医療はいわれているほど有効ではないことになります。**病気は医者にかかって薬を飲めば、すべて解決すると考えていた私の考えが間違いだと気がついたのです。**

下田に来たのは自分の意志というより、何か得体の知れないものに導かれてやってきた

ように感じていました。偶然がいくつも重なったことが原因ですが、不思議なことに出合うのは誰にでもあることですし、私にとっても珍しいことではありませんでした。しかし、偶然がいくつも重なることが起こると、単なる偶然では済まされなくなります。その先に何が起こるのか、と気になるでしょう。

広い会場に集まっていたのは150～160人ほどでしょうか。そのなかで私のように気功師養成講座に申し込んで来た人は、わずか30人ほどでしたが、難病を抱えている人はその4倍はいようかというほどの大人数でした。本来は気功師を養成するのが目的で発足されましたが、難病を抱えている参加者があまりにも多いので、あらたに難病を対象とする健康回復講座が加わって現在のようになったそうです。目的は違いますが、講座の内容はほとんど同じで、唯一違うのが朝の20分、気功の時間です。気功師志望の我々は、軽いジョギングで汗をかいていました。

6時の起床で1日が始まります。洗面を終えて、全員で般若心経を唱和します。その後に清掃、便所掃除を交代でやります。それから20分の気功が終わって食事が済むと、昼まで、見えない世界の勉強が続きます。**朝食は野草の入ったみそ汁が1杯、入れ物は普通のお椀ですから、仙人のような生活といえるかもしれません。**気功師になるからといって、特別な訓練を受けることはありません。難病患者も同じ魂の勉強が主体となり、適切な1日が始まります。

昼までの講義が終わると2回目の気功です。**昼食は仕出しの玄米弁当が出ますから、これでようやくまともな食事にありつけるわけですが、夕食がどんぶり1杯の野草入りの麺だけなので1日の総カロリーは相当低いものです。**午後も同じような内容の勉強が続き、中間に3回目の気功があり、夕方までの勉強が終わると4回目の気功があります。それから夕食ですが、就寝までの自由時間も最後に感想文を提出することになっていますから、あまりのんびりしてはいられません。

こんな生活が丸6日間続きます。これで気が出せるようになるというのですが、正直なところ私にはその実感はありませんでした。しかし、コップに注いだビールに手をかざすと、気が抜けたまずいビールに変わるといわれ試してみました。確かにビールの味が変わってまずくなっていました。「確かに気が出ているようだ」という程度の頼りない気功師が誕生したことになります。

このような思いがけないことが起こったそもそものキッカケは、初夏のある日曜日のことです。その日は町会の仲間とバスでゴルフに出かけていました。帰り際に食事をすることになりました。普段はほとんど飲まない酒がなぜか弾んで、そのために足がもつれて、左足を縁石にぶつけてしまいました。捻挫をして踝（くるぶし）が急に膨らんで歩行困難に。仲間の肩を借りて、ようやく家にたどり着いてから、すぐに踝を冷やしてそのまま寝てしまいました。

朝になって幸い腫れは大分引いていましたが、まだまともに歩ける状態ではありません。勿論仕事ができる状態ではありませんので、食事が終わるとそのままぼうっとしていました。そのとき、ふと新聞の折り込みが目に留まったのです、**「1週間で気が出せる」**。そこに書かれていた会場は、最寄りのJR駅前にあるホテルの2階会場でした。普段は折り込みなどをほとんど見ません。足の捻挫で仕事にならず手持ち無沙汰だったので、たまたま目に留まったのです。

会場がある場所もバスを降りればすぐ目の前ですから、踝が腫れていても行けないことはありません。もし1駅でも遠くだったら、出かけようとは思わなかったでしょう。**酒、捻挫、折り込み、最寄りの駅前のホテルと偶然が重なって**いますが、このうち1つでも外れていたら、ホテルには行っていないでしょう。

後日わかったことですが、2人の普及員が宣伝のために日本全国を歩いていました。たった2人が週ごとに日本中をくまなく移動していたのですから、私が住む最寄り駅に来る確率は気の遠くなるほど低いものです。しかも、スケジュールは1年も前に決まっており、それにあわせて折り込みを作って配達しているのですから、これは**単なる偶然で起こったことではないと確信しました**。

ホテルでの気功体験では何も感じませんでしたが、この先に何があるのかという予感が頭から離れません。それを確かめるには下田まで行かなければならないと思い、1週間の時間を作らなければと決心しました。簡単なことではありませんので、実現するまで半年もかかっていました。**1992年12月、66歳、第2の人生が始まった年でした**。

下田での忘れ得ぬ出来事
末期がんからの生還者との邂逅

１９９２年の冬、２度目の受講のために下田を訪れました。１度目の講習は、あまりにも盛り沢山で消化不良の感じで終わりましたので、今回は録音機を携えて参加することにしました。しかし、その試みはそれほど重要ではないことがわかりました。同じ講義を２度聞くとこんなにも違うものか、と思うほど理解しやすく変わっていたからです。これまであまり興味のなかった精神世界に目を向け、関連する本を相当読んでいたからだと思います。抵抗なく受け入れる下地が、私自身にできていたのでしょう。

気功師の認定証を受け取っても、特に変わったことはありませんでした。気への反応の鈍さも変わっていません。私が運命によって、下田に誘導された目的がまだわかりませんので、今回はそれを確かめる旅でもありました。

このことに平行して**難病患者の多いことがずっと気になっていました**。これは医療が最もてこずっている分野で、ほとんどの病気の原因がわかっていないのです。したがって、対症療法から踏み出すことができません。**医療に期待をかけ過ぎるとかえって健康を損ねてしまいますから、気功に頼って集まってくるのは当然**でしょう。

難病のすべてに通用するものなのかはわかりませんが、気功によって劇的に解放される事例をいくつも見たので、現代医療の限界を目の当たりにしました。そこには現在の医療では踏み込めない「見えない世界」が関与していますから、そのことも考慮に入れて考えなければならないようです。

難病は薬では治りにくいから難病と呼ばれるのです。原因がわからないのですから、効果を期待して漫然と薬に依存するのは問題が多いと思います。副作用が心配になりますが、医者はそのことを十分知りながら薬を出しているのでしょうか。患者が絶望に陥らないためには、やむを得ないことと考えていると思われますが、薬を飲み続けることは健康に悪い影響をもたらします。患者はこれを飲み続けていればよくなると希望を持ち続けますが、淡い希望にすぎません。ここにこれだけの人が集まっているのは、そんな希望が幻影に過ぎないことに気がついているからだ、と思ったものです。

この現実は、**医療は我々が考えるほどには進歩していないこと**を伝えています。救急医療を見ると進歩していることがわかりますが、難病に関しては進歩のかけらも見当たりません。病気の数も、患者の数もふえる一方です。といっても、私がどうこうできることではありません。しかし、医療とどう付き合っていけばいいのかを、教えてもらっただけでも収穫でした。

そして、2回目の講座では、私の持つ医療に対する常識を根底から引っくり返すようなことが起こりました。**医療に頼らずに末期がんを治した、という人物が現れたのです。**その人物の体験を聞くことになったのですから、一体これはどういうことだろうと思いました。

がんや医療などについて考えることが、次第に私自身の義務だと考えるようになっていきました。誰もやらないことですから、私がやるしかないと考えたのです。でも、医療に関する情報は医者が発するものばかりですから、本当のことが簡単にわかる訳がありません。理屈に合わない医療の矛盾を追及すればいいようなものですが、何故そのような医療がはびこるようになったのか原因がわかりませんから、雲の中でもがいているようでした。このような状態ですから、時間ばかりがどんどん過ぎていきます。

私のがんに関する最初の記憶は、50代で亡くなった叔父の無残な姿です。40年も50年も前のことで遠い記憶ですが、口腔がんで醜く崩れた顔貌は、今でもはっきり記憶に残っています。抗がん剤と戦って力尽きた、見るに堪えない容貌でした。50代という若さでしたから、きっとまだまだやりたかったことが一杯あったはずです。そのときは、元気でいる自分が申し訳ない気がして、何を話したらいいのかわからないまま別れてきました。

ですから、下田で目の前にいる人が末期がんを治したと聞いて、叔父の遠い記憶がよみがえってきたのです。末期がんが治療もせずに治るのですから、当然興味がわいてきます。このとき、偶然が重なってここまできたと思っていましたが、単なる偶然ではなかったのだと確信に変わっていました。

医者が見放した末期がんが治った「K氏の体験談」

このK氏は既に死亡されていますが、医者に見切りをつけられてから僅か3か月で末期がんを克服した後、※真氣光（しんきこう）の専任講師を3年間務めてから亡くなりました。実名掲載の許しを得ておりませんので、仮にK氏としてお話しさせていただきます。死の間際に見舞いに行かれた方に、「どれほど長くではなく、どう生きたかが重要ですね」と、満面の笑みで語ってくれたという話を聞きました。

「私はC型肝炎の治療を35年も続けてきました。肝硬変から肝臓がん、そしてとうとう末期がんと宣告されました。その間、実に48回も入退院を繰り返してきました。30年も経つとがんになるといわれていましたから、とうとう来るものが来たと感じて、平静を装っていましたので、あいつは気丈なやつだと人は見ていたようでした。しかし、内心は真っ暗闇の中にいるようで食事も喉を通りません。頭の中が空っぽで、何も考えることができません。それが本当のところでした。このことは家内にも知らせず、私に直接伝えるように頼んでおりました」。

生前K氏と話をさせていただきましたが、元気でにこやかに語る穏やかな風貌からは、末期がんを患っていたとは想像もできませんでした。

「十数年も薬をのみ続けて、家内には心配ばかりかけ通しでしたから、自分だけのこととして処理しようと考えていました。しかし、平静を装っていてもわかるものです。皆気がついていたのに、気がついていないように気遣っていたようでした。私の場合は肝機能が著しく弱っているので、何もすることができません、手術は勿論、抗がん剤もインターフェロンもすべて使えないということでした」。

K氏は覚悟を決めて、自身の葬儀の準備にかかることにしました。親しい友人に葬儀委員長を頼んで承諾を取り付け、身の回りの整理にかかろうとしますが、体が重くて何もする気が起こりません。希望をなくすとこうも落ちぶれてしまうのかと思いましたが、体がいうことをきかなかったそうです。そんな中、友人から電話がありました。

「気功でがんが治ったという人がいるから、お前も行ってみろ」というのです。今更何をやったところでどうなるものでもないのに、と思ったものの、葬儀委員長の勧誘だけに無碍に断るわけにもいきません。渋々承諾することにしました。日にちも迫っているから申し込んでおいた、というのですから観念するしかありませんでした。

「どうせ死ぬと決まったのだから、やるだけやってみようと決心はしましたが、鉛のような重い体を抱えて大阪から下田までの旅は、容易なことではありませんでした。下田に着いたときは、もう精も根も尽き果てていました。しかも大勢での雑魚寝というのですから、これは大変なところに来てしまったと思いました。今まで団体生活など経験したことがありませんから、考えただけでうんざりしました。しかし、財布を預けた以上、今更帰る訳にもいかず、なるようになるだけだと覚悟を決めました。幸いなことに疲れていたからでしょう。その夜は環境の違いが気になる前に、眠りについていました」。

ぐっすり眠ったせいか、朝の目覚めは思ったより快調だったそうです。洗面を済ませて、朝の行事が終わると気功の時間です。K氏は目を閉じて気を受けました。10秒間隔の重々しい音楽が流れ、それにあわせて総帥の中川雅仁氏が手をかざして気を送ります。そのうち周りが騒々しくなってきました。何事かと、K氏が薄目を開けて見ると、異様な光景が目に入ってきました。「寒い」、「苦しい」など、そんなうめき声とともに異様な動きをする者が現れたのです。憑依していた霊が、気を受けて活動を始めたようでした。

「それは想像もしていなかった異様な光景でした。こんなのが憑いていたら、病気が簡単に治るわけがありません。改めて大変なところにきたと思いました。講義の内容も耳の痛いものばかりでした。私は長年政治のなかで暮らしてきましたから、人の腹の中を探ることが仕事で、相手を引きずり降ろさなければ、自分がやられます。図太い神経と鋭い舌がものをいう世界で、鬼のKといわれてきたのは、舌鋒の鋭さを物語っていると思います」。

そう話すK氏が**「素直になれ、感謝が大切だ」**と、講義でいわれても面食らうばかりだったそうです。今までさんざん人を顎で使ってきた人間ですから、無理もありません。しかし、考えてみると始終怒鳴り散らして暮らしてきたのですから、優しい言葉をかけた記憶などないとのことでした。

「気は考えてもわからないよ。頭で受け取るものでなく、心で受け取るものだ。素直な心で受けようとすれば気は勝手に入ってくる。理屈っぽいから大病するんだ」。

そう会長の中川雅仁氏にいわれてみると、たしかに威張るだけで人に優しい心で接してきたことがないことに思い当たりました。特に奥さんに優しい言葉をかけたことがないことに思い至り、耳の痛いことだと感じました。世の中は自分を中心に動いていると考えてきましたから、素直や感謝の心などとはおよそ縁のないものでした。

「ここでは地位も名誉も肩書きも一切関係ありません。1人の人間として生活してもらいます」と、最初にいわれたことをK氏は思い出していました。こんな規則正しい生活をするのは生まれて初めてですが、抵抗なく受け入れたのは、これまでを振り返ると随分人の世話になってきたことに気がついたからでしょう。便所掃除も、食事当番も、後片づけも抵抗なくできました。むしろK氏にとっては、新鮮な体験でした。

質素な食事もとてもおいしく感じ、量が少なくても空腹を感じませんでした。食べ過ぎて病気になる意味が実感できるほどです。「気功」と聞いて、「気候」と受け取っていたくらいですから、講義の内容は新鮮で、身を乗り出すようにして聞きました。死後の世界も抵抗なく受け入れました。意外なことに朝起きるたびに体調がよくなっていましたから、体のだるさもほとんど感じられなかった、といいます。

既にK氏は、医者に引導を渡された体ですから、がんの進行などまったく気になりませんでした。人生なるようにしかならないと開き直るようになったのは、今更ジタバタしても始まらないと思ったからです。**すべてを自然に任せて全力で生きることだけを考えるよ**

うになりました。そのせいでしょうか、1日1日がとても貴重で充実感を覚えるようになっていったのです。

1週間の研修が終わって家にたどり着くと、K氏はすぐに検査をしました。**検査結果を見て、主治医がしきりに首を傾げたそうです。がんの数値が著しく低くなっていたのです**。希望が湧いてきたため、翌月も気功に参加することにしました。3度目の研修が終わるころにはすっかり元気になって、がんなどどこかに消えてしまったようでした。気功師の認定証ももらいました。

「認定証をもらう際、自分には関係のないことと考えていたので、名前を呼ばれても気がつかずにキョロキョロしていました。周りの人に促されてようやく自分のことだと気がついたくらいですから、暢気（のんき）というか、物事にこだわりのない人間に変わっていたことは間違いないでしょう。この後の検査でがんが綺麗に消えたという診断を受けました」。

そう笑顔で語るK氏の顔は、鬼のKではありません。にこやかな仏のKに変わっていました。末期がんの宣告を受け、医者から見切りを付けられた本人が目の前にいるのです。完全復帰した患者が、にこやかな笑顔で自分の体験を話しています。効きもしない抗がん剤を使ってがんを治そうとしている医者に、見せてやりたいと思いました。

Ｋ氏のがんが治ったのは、気功の力があったことは間違いないでしょう。でも、末期がんがそれだけで治るとは考えられません。何かわからない強力なエネルギーが働いているように感じます。それが何かはわかりませんが、現在の科学ではわからない強い力であることは間違いありません。それ以来、どうすれば、そんなエネルギーを獲得できるのかを、私は考えるようになりました。

※真氣光　（株）エス・エー・エス　http://www.shinkiko.com/

命について考えるキッカケになった内科医の化学療法批判

東京保険医協会の機関誌を見ていたときに、とんでもない記事が目につきました。この頃はがんの原因がまだよくわかっていませんでしたから、色々と治療法などについて模索していました。

この投書から、もう20年も経っていますが、医療はどのように変わったでしょうか。切る医療が内視鏡に変わって、患者の負担は軽くなった点は評価できると思います。一方、抗がん剤は改良されて副作用が少なくなったといわれていますが、猛毒を使用しているとには変わりがないので、医療の姿勢はそのままで何も変わっていないと思います。放射線医療も形は変わったのですが、がんを破壊する姿勢はそのままです。早く発見して治療すればほぼ１００％治るといっていますが、治療しなくても治る人がいるのですから、早く発見することが必須条件ではありません。検診は何のためか、と疑問が湧き起こります。

以下に紹介する投書は、私ががん医療に目を向けるキッカケになったものです。これによって、常識では理解できない医療が行われていることを知りました。治りもしない医療で治るというのですから、明らかに患者をだましています。したがって、医療を信用していたら大変なことになると思いました。こんな医療では、病気になっても安易に身を委ねることはできません。

これを読んだことがキッカケで、命について考えることが多くなりました。正しい生き方は勿論ですが、病気にならない生き方とは、悔いのない生き方とは、また病気とはどのようなものか、そんなことを考えるようになったのですから、私にはとても貴重な体験でした。古い資料ですが、そのまま記載しておきます（東京保険医新聞　94年8月）。

○がん治療！　これでよいのか

中野支部　竹内　隆

健康を誇っていた者が、ある日すすめられて検診を受ける。そこで意外な異常を発見される。早期発見として早期手術はお定まりのコース。これでもうがんから解放されたと思う。しかし翌年、思いもかけず遠隔転移が認められ化学療法となる。相当全身にこたえる。吐き気のため食事もとれない。痩せて脱毛し、白血球・血小板減少のため感染し出血しやすくなる。しかし、今度こその期待で頑張る。しかし、今回は効果がないと宣告され、途方に暮れる患者は民間療法に走る。主治医もこの上はQOL（生命の質）の向上のためと、退院をすすめ自宅療養に入る。

昭和25年頃には、もう10年少なくとも30年も経てば、「がん治療」は確立され人々は「がん」で死亡することはないといわれた。しかし、現状は！　日本人の全死亡の25％は「がん」であり、一向に減少傾向は認められない。政府は鳴り物入りでがん撲滅10カ年計画をたてて予算をつぎ込んで、死亡率減少を目指してきたが、火に油の憾なきにしもあらずである。さらに、副作用の問題も軽視できない。

過日の日本商事の抗ウイルス剤「ソリブジン」と化学療法の併用のために起きる死にいたる副作用事件がマスコミを賑わしている。欧米先進諸国では化学療法医（国家の検定試験がある）なるもののみが、「がんの化学療法」にあたるという。それが健保の赤字財政につながっているともいわれる（一般に化学療法薬は高価）。

日本では、何科の医師でも化学療法をすることに制限はない。ここで使用責任者として、5年以上に亘る副作用の追跡調査、併用薬剤の吟味、厳正な効果判定制度等々に、医師の科学者たるにふさわしい対応が待たれる。

効果はないとわかっていても他に治療法がないからと、化学療法攻めにすることだけは止めて欲しいものである。

最後の2行で、がん医療がまったく模索状態であることがわかります。ところが、20年経った現在もまだこのような効かない毒物を使って治るといっている医療が存在しています。がん医療が進歩しているなどと、とても思えません。そんな治療で早ければほぼ100%の治癒率だといいますから、治療にたずさわる医師たちは治るという概念がまったくわかっていないようです。

治るということは、もう再発しないということです。5年経てば再発の恐れがなくなったから治った、というのは甚だ無責任な捉え方です。患者はその治療による副作用で苦しんでいます。食欲がなくなり、髪の毛が抜けたりするのは副作用が半端なものではないことを示しています。こんな治療で治るという医療の体質が問われます。最高の学問を修めている医者が、こんなことにも気がつかないことはないはずですから、医療は勿論ですが医者の質そのものが問われると思います。

そんなことを考えているさなか、前述の末期がんを克服したK氏に会いました。末期がんを征服して元気を取り戻したK氏は、そんな医療から見切りをつけられたから助かったのです。もし、治療を続けていたら確実に死んでいたでしょう。医者は切っただけでは安心できないので抗がん剤を使いますが、これは竹内医師がいう通り、治す薬剤ではありません。患者を苦しめるだけの薬剤ですから、むしろ死期を早めます。

なぜ、このような医療が行われるようになったのか、このときはわかりませんでしたが、間違っているに違いないと思いました。また、医学教育にも欠陥があるのではないかと考えました。

私は医療がこのようにひどい状態であると知っていますから、だまされないで済みますが、**私以外の人はことごとくだまされ、治りもしない医療を治ると信じて治療を受けることになるでしょう。でも、それを止めることは簡単なことではないのです。**私の話など、誰も真面目に聞こうとしないことがわかっています。この医療が間違いだと伝えても、なかなか信じてはもらえません。

私はどうすればいいのかを考えるようになりました。私の手に負えない大変な荷物だとわかっていますが、さしあたってどうしてこのような医療が行われるようになったのか、それを知りたいと思うようになりました。それがわかれば、何か糸口になるものが見つかるのではないかと考えたからです。しかし、考えてもわかることではありません。何かヒントになるものがないか、と探すことが日課になっていました。

私の考えに間違いないことは確信となっていますが、攻撃する手段が見つかりません。

そんな葛藤が還暦過ぎてから始まったのですから、第二の人生が始まったといえるでしょう。

やることがないから抗がん剤を使うとは言語道断

私は、92年当時、視能訓練士として眼科の仕事に従事していましたから、目に関する知識はありますが、それ以外のことはほとんど知りませんでした。下田に行った当初は、そろそろ死後の世界について学ぶときがきたのだろう、くらいに考えていましたが、難病の多い現実を知らされてから、医療について考えることが多くなってきました。

そんなときに前項の内科医の投書を見たのですから、私の医療観が変わったのは当然です。効果のない抗がん剤が堂々と使われて、何の問題も起こらないのが衝撃でした。直接、死につながらない限り、何をやっても問題になることはないのでしょう。

それから間もなく、末期がんを治したK氏の話を聞くことになりました。医療から見捨てられ、末期がんから生き返ったのですから大変なことです。生活が変わったことが原因のようですから、抗がん剤のような毒物を使う医療は明らかに視点がずれていることを感じました。

このように、私の周りで不思議なことが次々と起こっていました。誘導されるままに下田まで出かけ、その結果難病患者の多い現実を知る。次いで、効果がない抗がん剤を使う医療があることを知る。さらに、医者に見放された末期がんが治ったという現在の医療では考えられないことが起こったというK氏に会う。どうやら私にとって、これらのことは必然的に起こったことだと考えますが、それが何のためなのか、答えは簡単には出てきませんでした。あまりにも大きなことに関わっていたからでしょう。

効果のない抗がん剤を使う医療で、がんが治ると考えるのは、まだがんの本質を捉えていないからです。また、医療から見切りをつけられた末期がんが治っているのは、現在の常識が通用しないことを示しています。したがって、**現在持っている常識を捨てて臨まなければ、がんという病気の正しい正体は見えてこないと考えなければなりません。**

医者が治せないと治療を放棄した末期がんが治っているのは、そのことを示唆しているのです。正しい医療であれば、治せないとして患者を見放すことなどありませんし、見放した患者が治るなど到底あり得ないことですから、治った理由を検証することが重要です。それをせずにいくら研究を重ねても、正しい解決に繋がることはありません。がん医療は明らかに混迷状態にありますが、その原因はがんの捉え方を間違えているという初歩的な誤りに起因していると考えられます。

医療というものは神聖で、慈愛に満ちたものと考えていましたから、医療に対して幻滅しました。難病患者の多いことはやむを得ないこととしても、**効果がない毒物（＝抗がん剤）を無造作に使う医療には怒りを覚えました。**

患者の命を大切に考える医者なら、このような本末転倒な医療に手を染めることはないでしょう。まともな医者ならやっていいことと悪いことがわかっているからです。この医療ではやってはならないことが簡単に行われているのは、がんという細胞が凶暴で、背に腹は代えられないというのが理由のようですが、猛毒で対抗しようとするのではあまりにも短絡過ぎて、常識のある人間の行為とは考えられません。

私には猛毒で病気を治すという考えは、異常というより狂気の沙汰としか思えません。がんが消えても体が痛めつけられますから、そのうち体が苦痛を訴えるようになります。猛毒によって体力の低下した体は、現状を持ちこたえるのが精一杯で修復する余裕がありませんから、やがて堰きを切ったように苦痛に苛まれることになるでしょう。そんな生活が死ぬまで続くのですから、大変過酷な医療であると考えられます。そんな医療が何の支障もなく行われていることに疑問を感じます。

色々と調べてみましたが、がんの原因はまだはっきりわかっていないようです。活性酸素が原因だから、それを除去するＳＤＯ食品がいいといわれています。また、核酸がいいともいわれます。アガリクスがいい、プロポリスがいい、などと色々なことがいわれていますが、いずれも予防で治療ではありません。

結局、原因がわからないので切ることになりますが、治るのではありませんから、抗がん剤のような毒物に頼ることになります。しかも、そんなものは効かないという医者がいるのですから、本当のところ、がんについてまだ何もわかっていないのが事実です。

そこで根こそぎ取るというハルステッド療法がはやったりしました。テレビキャスターの逸見氏のように、内臓を次々と切られるというおかしな治療が行われてきました。依然として、迷走状態からぬけ出すことができていないのです。

一方で、医者が見放した末期がんが治っているのですから、根本から医療を見直さなければならないときがきているように思いました。そんなことを考えていたとき、１冊の本が目に留まりました。日赤の竹中文良医師の著者『医者が癌にかかったとき』（文藝春秋社）です。相当古い記憶ですが、肝心なところははっきり記憶に残っています。その本には、次のように記載されていました。

「**何もできないのでは医者としてやりきれない。だから抗がん剤を使う**」と。あまりに正直な記述でしたから驚きましたが、がん医療の混迷ぶりを明らかに伝えていました。竹中医師も手探り状態の医療を受けていた1人でした。抗がん剤を使ってみて、大変なものだとわかったようです。「これは自分には合わないからやめた」というのです。本人は軽い気持ちでいったのでしょうが、私には聞き捨てなりませんでした。これががん医療の現実だ、と妙に納得したことを覚えています。

抗がん剤が体に合う人間などいる訳がありません。竹中氏はこんな酷いものを使い続けたら大変なことになる、と考えたから中止したのでしょう。しかし、恐怖に戦(おのの)いてワラでもつかもうとしている患者はそうはいきません。自身も医者である身だから、まずいと思ったら簡単に止められたのでしょうが、一般的な患者ではそれができません。止めてしまえば絶望しか残りませんから、逃げる訳にはいかないのです。こんな医療が無造作に行われているようでは、治る医療には到達する訳がないと痛切に思いました。

抗がん剤医療はこのようなものです。どんなに研究して、どんなに副作用が少なくなっても猛毒であることは変わりません。猛毒であるからがんに対抗できるのです。あくまでもがんを消滅する目的で使うもので、抗がん剤でがんが治ると考えるのは大変な間違いです。でも、このときはそんなことにまで考えが及びませんでした。

「叩くだけなのに、どうして治るといえるのだろう」。そんな単純な疑問と格闘するのが私の日常でした。

「この医療は絶対間違っている」と確信するものの、決めつける手段が見つかりませんから、それを探すことが私の生活のほとんどを占めるようになりました。私の考えに間違いはないと思っても、決め手になるものが見つからないのではどうすることもできません。しかし、いつかはわかることとだと考えていましたから、焦ることはありませんでした。ただ16年もの年月がかかるとは想像もしていませんでしたが……。

がん医療の全貌が遂にあきらかになった日

末期がんを患って、もういくらも生きられないと医者に告げられ、そこから見事に生き返った人がおります。その一方で切っただけでは十分ではないとして、猛毒を使ってがんの根絶完治を目論む医者がいます。一体どちらが正しいのか真相を知りたいと思いました。これが、私ががんという病気に関わりを持つようになったそもそもの理由です。

私が気になったのは医者が治せないがんが、何故治ったのかということです。自分で治せるなら、何も医者の力を借りて治す必要がありません。必要のない医療はむしろ害になります。調べて納得がいかなければ、敬遠しなければなりません。そうしなければ、医療過誤で取り返しのつかぬことになります。しかし、そんなことを考える人はほとんどおりません。医者のいわれるままに治療を受けていますから、私は他人から見れば妙な人生を辿っているに違いありません。

理屈に合わないことは放っておけない性格ですから、末期がんを治した人の生活を調べてみました。私が考えていた通りで生き方が変わっていて、なかでも食事と意識が著しく変わっていました。その変化ががんにいい影響を及ぼし、がんを体の中から駆逐したと考えるのが妥当です。このように**生活環境が改善されれば末期がんでも治る**のですから、現在のようながんを攻撃したり強引に抹殺しようしたりする医療は、とんだ見当違いをしていることになります。

がんの専門医と称する医者は、自分がとんでもない医療（患者を利用するだけで治らない、むしろ害になる医療）で治療をしていることに気がついていないようです。どうしてそのような思い違いをするようになったのか、理由はわかりませんが、どうやら**がんが分裂する危険な細胞と思い込んでいることに原因があるようです**。それなら切らなければ治らない、と考えるのも無理はありません。

しかし、それなら治療もしないのに末期がんが治ることはあり得ません。1人は医者に見放された前述のK氏、もう1人は3章で述べる寺山一心翁氏で自分から医療に見切りをつけました。2人とも末期がんから立ち直ってきた人たちです。これをどう捉えるか、まともな医者なら自分たちの医療の間違いに気がつくはずですが、そのような医者は見当たりません。

医療から離れて生活を変えることで、末期がんでも治るのですから、がんは分裂する恐ろしい細胞ではないことがはっきりしています。

しかし、それを証明する資料を探すとなると、簡単なことではありません。ただ科学が進歩していることを考えれば、そのようなことを研究していた人物がどこかにいるはずだと考えました。簡単に見つかるものでないことはわかっていたので、始めから長期戦になることは覚悟していました。しかし、真理は自分のほうに有ることがわかっていますから、あきらめなければいつかはそのときがくると考えて気長に待つことにしました。

ある日、突然パソコン上に「ウィルヒョウ」というカタカナ文字が浮かびました。ドイツの生物学者でルドルフ・ルートヴィヒ・カール・ウィルヒョウという細胞分裂説を唱えた人物だとわかりましたから、私の人生でこれほどびっくりしたことはありません。16年という年月を費やしてようやくたどり着いた収穫でしたから、感慨の大きさ、喜びの大きさは私の人生で比べるものがないほど大きなものでした。これでがん医療の核心に迫ることができる、と考えたからです。

この細胞分裂説が発表されたのは1858年で、私に繋がったのが2008年当時ですから、150年もの年月が経っています。不思議なことは偶然として考えてしまいますが、因果関係がわからないだけで起こったことにはすべて原因があります。それがわかるまでに16年もかかったのは、私の執念がどれほどのものかを試された結果といえるのかもしれません。

その当時、がんについて長い間論争が続いていました。分裂細胞であるとするグループと、新生細胞であると主張するグループ間の論争です。それにウィルヒョウの唱えた細胞分裂説が終止符を打ったことになります。この論文が当時の外科医たちの熱烈な支持を得て、瞬く間に世界中に広がっていきました。これで、細胞分裂説を根拠にした医療が現在に繋がっていた経緯がわかりました。その後、千島学説にも繋がることができました。その学説はウィルヒョウの細胞分裂説発表から約50年遅れて発表されましたが、当時の学者たちの猛烈な反発にあってあえなく消えていったのです。

現在の医療では、がんは分裂細胞という見解で行われてきたことがはっきりしました。

そのためにリンパ節も含め組織を根こそぎえぐり取るハルステッド療法というとんでもない治療が行われてきましたが、この医療の間違いに気がつくまで70年もかかっています。それでも、今なお分裂説から抜け出すことができていません。このウィルヒョウの細胞分裂説は現在も証明されていませんから、分裂しないことも頭に入れて考えないとがんの正しい捉え方はできないと思います。もし、間違っていることがわかれば、現在の医療は根底から見直さなければならなくなります。

新生説は千島学説によってあきらかですが、現在の医療では認められていませんし、仮説の域を出ていません。しかし、生活環境が変われば末期がんでも治るのですから、やはりがんは分裂でなく悪い生活環境によって作られると考えるのが妥当でしょう。したがって、**がんは生活環境を改めて治すもので、治療で治るものではないのです。

がんがなくなることと、がんが治ることは別なものです。切ってがんがなくなれば治る、と簡単に考えるのはとんでもないことです。**治らずに命が脅かされることも考えるべきです。治療が適切か、治療に堪える体力があるかを考えなければなりません。がんを処分した後、体調が悪くなれば治らないだけでなく、命を落とすことにもなりかねません。しかも、切った後で猛毒の抗がん剤を使うのですから、「これはおかしい」と思わなければならないのです。

調べて見るとおかしいどころか、自殺行為になりかねない治療だということがわかってきました。がんさえなくなれば治ると考える医者は、自分がとんでもない間違った捉え方をしていることに気がついていません。一般の人はそんなことはわかりませんから、医者のいうことをそのままを信じて受け入れてしまいます。体がぼろぼろになってもおかしいと思いません。

すぐ死ぬのではありませんから、そのときは気がつかないかもしれませんが、猛毒で痛めつけられた体は後々必ず酷い後遺症に見舞われます。医者がそのことをわからないはずはありませんが、がんさえ消えてしまえば治ったことになるのですから、その後はどうなろうと関係のないことなのでしょう。随分と無責任な医療であることがわかります。

食事と意識を改めれば すべてのがんは治る

千島学説は今も異端の論文と見なされていますから、科学の表舞台には出てきません。したがって、この存在を知る人はごく少数だと思います。そのなかに、この論文の価値がわかる人がいるかもしれませんが、あきらめて無関心を装っているのでしょう。１５０年以上もの間、認められてきた分裂説です。50年前にも異議を申し立てても相手にされなかった論文ですから、今更蒸し返してもどうにもならない、と感じているでしょう。それを日の当たるところに引き出すのは如何に難しいことかは、私にもわかります。

しかし、このままでは医療は変わりません。医者はぬくぬくとこの医療を利用するでしょう。薬品メーカーも、何十億という膨大な設備で潤う機械メーカーも黙って指をくわえている訳がありません。医療保険会社も同様です。官僚も司法も同じ穴の狢（むじな）と考えなければなりません。このように現在の医療には、この論文が闇の中に放置されたままでいることが何より望ましいのですから、これが表舞台に出ることはなんとしても阻止したいところでしょう。そんなことが起これば相当な痛手ですし、場合によっては致命傷になることが考えられます。それゆえ、この歪んだ医療を変えるには、この論文が日の当たるところに出ることが何より重要なことになります。

私がこの論文に繋がるまで16年もかかりました。それから8年あまり考えてきました。その結果、考えついたことは現在がんといわれているほとんどが、自分の努力で治せるものではないかということです。治そうと努力すれば必ず治すことができます。

なぜなら、ほとんどのがんが分裂で増えるのでなく、**汚れた血液ががんを作っている**からです。したがって医療で治すのは間違いです。医療では体を傷つけるだけ、ひいては命を落とすことになります。**がんを治せるのは生活を変えること以外にはありません。そのことを反芻して、確かな道を開くことが必要です。**

例外として考えられるのが、外的要因でなったがんです。生活とは関係がないのですから、医療で何とかなりそうなものですが、現在の医療レベルではなす術はありません。無理に治そうとすれば、かえって苦痛を増やして寿命を短くしますから、苦痛を和らげる以上のことはしないほうが賢明です。痛みや苦痛があれば、切るのもやむを得ませんが、それで治るとは考えないことです。

それ以外のがんは手を加えなければ、痛みや苦痛に見舞われることはほとんどありません。生活が作るものですから、転移はしません。したがって、リンパ節の郭清※（かくせい）などはとんでもないことです。分裂する細胞ではありませんから、部位によって治療が異なることもありません。治療をしなくても治るのですから当然です。

分裂説に固執している医療は、これからも理屈をこねて現状を維持することを考えるでしょう。前述の近藤誠医師は、乳がんや子宮頸がんの90％は手術の必要がないといっています。今までの医者には見られない非常に進歩的な捉え方をしています。しかし、そんな彼でも「がんは正常細胞が変化した〝身内〟なので、暴走を許し、免疫力で叩くこともなく、体の命令を無視して勝手に増殖する」と考えていますから、千島学説については何も知らないのではないかと思います。あるいは知っていても、価値を認めないかのいずれかでしょう。しかし、これでは医者の手を離れた末期がんが治る説明がつきません。

千島学説によれば簡単に説明がつきます。がんは生活環境が作るものですから、生活を改めれば治るものです。これは私が20年以上も考えてきた、これまでの医療の矛盾を解く鍵であり、末期がんが治る理由はこれ以外には考えられません。

これで外的要因によるがんを除けば、すべてのがんは生活環境を変えることで治ると考えることができました。暴論だという声が上がりそうですが、そこで聞きたいのは、医者が治せない末期がんは何故治ったのかということです。たまたまとか、偶然で片付けるのは優れた科学者のとる方法ではありません。そして、私の考えが間違いだと証明できるかどうかを考えていただきたいのです。分裂説では、証明することはできません。

今までがんは分裂する細胞という証明もできないことを信じてきたことが、現在のような医療とは似ても似つかぬ拷問にも匹敵するような治療を野放しにしてきました。がんを始末すれば治るといいますが、実態はがんを始末するだけで治すのではありません。医者も患者もその重要なことを有耶無耶にしてきました。

しかし、**がんは自分が不適切な生活を続けてきた結果、作ったものですから、取り除いても生活が変わらなければ治らないのです**。ちょっと考えれば誰でもわかることですが、それをわからないようにしたのがウィルヒョウの分裂説でした。

これは医者にとっては大変都合のいい捉え方でしたが、患者にとっては死と背中合わせの最悪なものでした。でも、頭を冷やして考えれば変だと気がつくはずです。現に医者自身も生活が関与していると、はっきり認めているのです。それなのに何で生活を変えようとせずに、切って解決しようとするのでしょうか。愚かとしかいいようがありません。

私は20年以上もそのような医療を見つめてきました。すでに愛想が尽きていますから、頼る気は微塵もありません。しかし、一般の人にとっては簡単なことではないでしょう。そこで大事なことは、**がんが分裂するというのは150年も前の科学知識の乏しい時代に考えられたことで、想像上の産物にすぎないことを改めて認識することです。**

その上で自分の生活を見つめて、考えていただきたいと思います。がんといわれた以上、自然から遊離した生活環境が続いているはずだからです。千島学説に頼らなくてもこれは間違いありません。したがって、治すには生活を改めることが何より重要なことです。医療は必要でないとはいいませんが、主体になるのは医療ではありません。現在の医療はむしろ体を損ねることになりますから、痛みがなければ避けるのが賢明です。分裂するなどというのは根も葉もないことですから、医者の指示に従う必要はまったくありません。

次に、生活環境を変えることについて考えていきます。

食事の量とカロリーは適切か、動物性タンパク質の量はどうか、規則正しい生活を心がけているか、あるいは生きていることに感謝しているか、ポジティブな生き方（考え方、言葉、行動）を心がけているか。仕事上でこだわったり悩んだりすることはやむを得ませんが、考えても結論が出ないときはなるようにしかならないと、時に解決を委ねるのが賢明な方法です。すべての病気がストレスと大きな関係があることがわかっていますから、それを軽減することが何より重要です。生きているだけで丸儲けと思いましょう。それ以上を望むからストレスがたまるのです。

このような生活を3か月続けたら、体調が驚くほど変わっているはずです。これは他の生活習慣病全般でもいい結果をもたらします。がんも小さくなっていることも確かめられるでしょう。それがわかったら、同じ生活を次の3か月でも行うことに挑戦するようにおすすめします。命がけで行えば、がんは消えているはずです。胃がんであろうと乳がんであろうと、生活が関与しているものであれば、すべてやることは同じですし、他に生活習慣病があれば、みな好転しているはずです。

そんなことは信じられないと、考える前にまずやってみること。分裂しないのですから、恐れるものは何もありません。これで**がんは最も治りやすい生活習慣病であることが実感できるはずです**。

小児がんについても考えてみましょう。化学療法しか方法がないようですから、これしか方法がないといわれれば受け入れるしかないと思います。しかし、これも根治する治療ではありません。その上、強力な副作用がありますから、後遺症で苦しむことがはっきりしています。しかも、長く生きられる人はほとんどいません。これもがんを叩く治療で治す治療ではないからです。

苦しくてもそれまで生きられるならいいのではないか、と考える人がいるかもしれませんが、それは親の選択で幼い子どもが選ぶことではありません。苦しくても長く生きられるなら、と親が考えるから子どもはそれを受け入れるしかないのです。子どもは、それを親が喜ぶこととわかっているから受け入れるのです。子どもの命が長いことを望むのは親としては当然ですが、その代償は小さなものではありません。しかも、この治療は治ることが確定したものではなく、これしかないからやっているので実験に過ぎないのではありませんか。猛毒を使ってがんの活動を阻止すれば、後は体のほうがなんとかしてくれるだろうと期待する医療ですから、随分と無責任な治療だといえます。

そんな治療でも期待するのが親ですが、それが子どもにとって最もいい選択なのかを考えてみましょう。生存者が少ないのがこの医療の現実です。残った免疫力でかろうじて生きているのですから、そんなに長くは生きられません。医療の実験台になって苦しむために生まれてきたのではありませんから、私ならそんな医療は受けさせず、残された命を精一杯生きることを大切に考えます。

誰もが苦しまないで、ぽっくりいきたいと考えています。そのためには健康で長生きすることが大切なことは誰でも知っています。体に必要のないものはできるだけ取り入れないのが常識であることも、猛毒を体に入れることはとんでもないこともわかっているはずです。どうして、そのような非常識な医療が行われるようになったのかを考えることが大切です。

ところで、千島学説は次のような年次で発表されていました。

1932年　**赤血球分化説、赤血球はすべての細胞の母体である。**赤血球から白血球、体細胞、がん細胞に分化（変化）する。その際、**不良な体内環境が不良な血液をつくり、その血液ががん細胞に分化（変化）する。**体内環境が著しく変化しているとき、例えば飢餓状態のときなどは、がんから赤血球に戻る逆分化現象が起こる。

1950年　**細胞新生説、がん細胞はがん細胞が分裂して増えるのでなく、血液（赤血球）ががん細胞に変化した新生細胞である。したがって転移と考えるのは誤りである。**

1954年　**腸造血説、食物が腸の繊毛を介して直接赤血球に変化（分化）する。したがって骨髄造血は誤りである。**

これらの論文に対して日本の学者たちは、こぞって否定的な立場をとりました。そして、学問の場から放逐することに成功しましたが、世界では強力な反響があり、多くの著名人による賛同の声が上がりました。フランスの有名な理論物理学者ケルブラン博士は原子転換説と新血液理論はまったく共通であるといいます。同国血液学者ステファノポリ博士は、フランスでは大きな反響を呼んでいる、がん細胞の起源の第一発見者であることをフランスの学会に知らせる努力をしています。

ロシア医学アカデミー細胞研究所長レベシンスカヤ博士は、非常に重大な発見であるといいます。モスクワ大学教授オバーリン教授は、細胞新生説に賛同しています。前大阪大医学部教授・丸山博博士は、ガリレオ・ガリレイの地動説に匹敵すると賞賛しています。日本国内でも一部に賛同者がいて、元島根医大教授・深江雄朗博士は、現代医学が解明し得ないがんの真相をついているといいます。外科医・河井鉄男博士は、野戦病院で手足を切断した兵士が貧血にならずに元気でいる疑問を、腸造血説が説いてくれたといいます。自然医学会会長・森下敬一博士も脊髄のないカエルが血液を作るのは、腸造血以外に考えられないと、千島学説を正しく評価しています。

１９８０年8月の科学新聞社説には「今度の国際血液学会には暗い影がある。それは造血学説に異論を唱えるある学者（千島教授）の研究発表を学会が拒否したということである。この研究者の学説は外国の一部学者たちからも関心を寄せられている研究なのだから、無価値の研究だと即断することはできないはずである。この学者が研究発表、学術雑誌への掲載に今もって不自由を感じなければならないということは、１人この学者の悲劇というより、むしろ学問の正しい進歩のために惜しまれる。科学の進歩は歴史の事実が示すように、既成の学説を覆したり修正したりしていくところにあることを忘れてはならない……」と記載されていました。

これから30余年も経っているのに、未だにウィルヒョウの亡霊にたぶらかされている医療が存在しています。**自分が生活で作った腫瘍ですから、生活を変えて対応するしか道はありません**。そんな相手に戦いを挑む医療ですから、如何に愚かな医療であることか。そんなことなど知る由もない患者は、治療の先にある地獄に誰１人気がつかないまま導かれていくのです。そして、間違いなく死の階段を登ることになり、死の間際まで苦痛が続きます。恐ろしい細胞が相手ですから、1日として心の休まる日はないでしょう。

如何にがん医療が、愚劣な医療であるかがおわかりになったでしょう。１５０年も前の学者のレベルでは仕方ないとしても、これを訂正することができない現在の医学界の怠慢こそ問題です。医療に信頼をおくことは重要なことですが、現在のがん医療にはまったく通用しません。学ぶことを怠った患者は医療の奴隷となって死ぬまで苦痛と戦わされます。医者はがんをなくすことはできますが、治すことはできません。**がんは例外を除けばほとんど食事と意識が関与していますから、これを改めればすべてのがんを治すことができるはずだと私は信じています。**

そんなことは……とまだ疑問を持つ方がいるかもしれませんので申し上げます。「がんは分裂する細胞ですか、それとも分裂しない細胞ですか」と。

何度もいってきたことですが、そこをしっかり確かめることです。分裂するなら末期がんが治ることはありません。それが治るのは、自分が生活で作ったものだからです。現在のがん医療は、実証のできない空論を振り回して、恐怖を煽り、弱みに付け込んでいるとしか思えません。その正体を知らなければ、どこまでも利用され、最後に殺されるか、なす術がないと放り出されるかです。治す医療ではないことを銘記すべきです。

※がんを切除する際、転移の有無に関わらず、周辺のリンパ節をすべて切除すること。がん細胞がリンパ節に転移しやすいことから、がんの根治・予防のために行われる。

第1章のまとめ

◆難病患者の多いことがずっと気になっていたが、医療は我々が考えるほどには進歩していないと感じた。そして、1992年12月、66歳のとき、私の第2の人生が始まり、がん医療の闇を暴くことを使命だと考えるように。

◆現在がんだといわれているものは、ほとんどが、がんになる生活を続けてきた結果として現れたものである。

◆がんを叩くことと、がんを治すことは別なこと。切ることも、抗がん剤や放射線でがんを死滅させることも、がんを処理するだけで治すことではない。

◆がんは例外を除けばほとんど食事と意識が関与しているので、これを改めれば末期がんを治すことも可能に。

◆現在持っている常識を捨てて臨まなければ、がんという病気の正しい正体は見えてこないと考えるべき。

第2章
がんに殺されないために

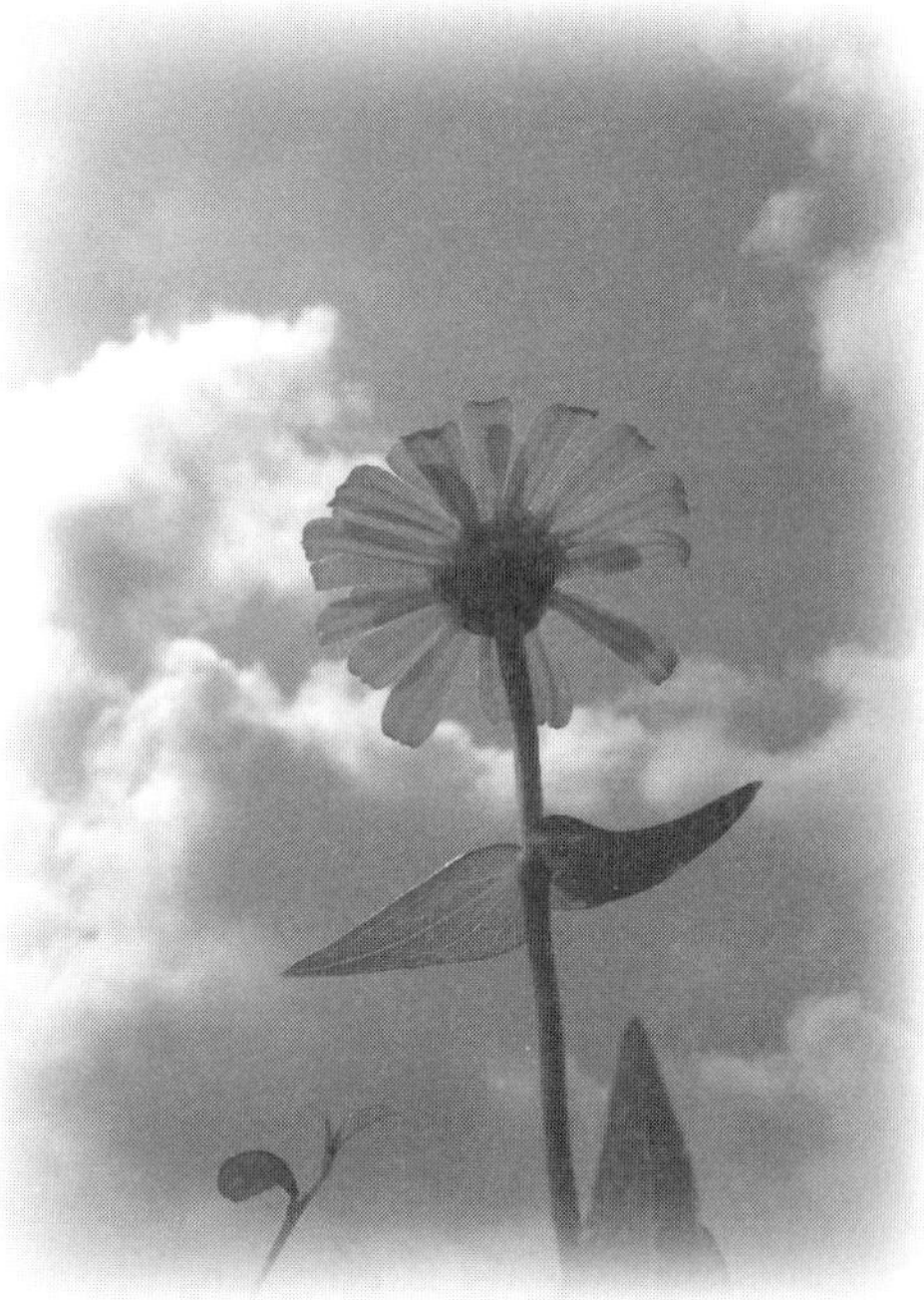

どのように生活を変えればいいのか、賢い選択をするために

食生活に見る、**がんの最大の原因が動物性タンパク質の取り過ぎによること**は、「チャイナ・スタディ」のキャンベル博士（第4章参照）の調査で明らかにされています。動物性の脂肪や甘いものの取り過ぎも当然対象になります。タバコも間違いなく原因になりますから、これらで該当するものがあったら徹底して改めることが重要です。添加物などを避けることも大切ですが、こだわりすぎるとマイナス要素になりますから、まず動物性タンパク質の減量を考えます。

その上で、**意識が大きな役目を担っておりますから、ストレスをためない生活を心がけます**。新潟大学医学部の安保徹教授はストレスが、がんの有力な原因になるのは自律神経の乱れによって交感神経が緊張し、白血球内の顆粒球（※かりゅうきゅう）が増加し、リンパ球の減少に繋がるので免疫力が低下するからだといいます。必要以上の欲を持つからストレスがたまるのですから、欲張りにならないことです。

運動がストレスを和らげることはいうまでもありませんが、これもやり過ぎるのは感心

しません。また、**何事にも感謝の心を持てるように努力すること**です。いつも不平不満な状態で生活している人と比較してみるとわかります。いつも穏やかな心でニコニコしている人は、ストレスもたまりませんが、いつもイライラしている人はストレスがたまるばかりですから、このように極端な状態で比較すると違いがよくわかります。

その上で**野菜中心の食事を取るように心がけていれば、がんは少しも恐ろしいものでなくなります**。

そんな簡単なことかといわれるかもしれませんが、私はそれほど簡単なことだと考えています。分裂する細胞ではありませんから、始めたら必ず終わりがあると気楽に考えることです。そのほうがいい結果に繋がりますから、ムキになってストレスをためるのは感心しません。生活環境を改めることを考えるのは簡単ですが、継続することは簡単ではありません。

また、考えるだけで実行しなければ何も変わりませんので、意識と意思が重要な鍵です。分裂する細胞ではありませんから、ゆっくりでもいいのです。がんが作られない生活に変えれば、必ず変化が現れます。

がんになると様々な心配が持ち上がってきます。そのなかで、仕事上不利になることや経済的な問題は深刻です。でも、これは治療を受けるから起こってくるもので、生活を変えて治すのであれば、それほど難しいことではないはずです。急いで切らなければならない状態なら仕方ありませんが、そうでなければ治療の必要がありませんから困ることはありません。

自分の生活ががんを作ることに気がついて、医療と縁を切ることができれば悩むことはありません。治療を始めるから医療保険が必要になるので、生活を変えて治すのですから、そんなものも必要がありませんし、乳房をとっても完治するのではないのです。生活を変えて努力することです。3か月経てば、明るい未来が見えてくるでしょう。

抗がん剤の使用で毛髪が抜けるのを、当然なこととして軽く考えられていますが、女性にとってはこれも軽い問題ではないと思います。さらに、性生活に伴う悩みは夫婦の溝になりかねない問題を抱えていますが、これも深刻な問題として伝わってきません。子宮がんの手術で、膣が短縮して性生活の障害になる記事を見ると身につまされます。女性にとっては大変な医療であることを教えられます。

近藤誠先生のいうように、乳がんの90%が乳管症に過ぎないものなら、乳がんといわれたほとんどの人が必要のない治療を受けて苦しんでいることになります。子宮がんも子宮頸がんも同じように考えていいものですし、子宮頸がんのウイルス説はまったく根拠のないものです。しかも、子宮頸がんワクチンは中身が毒の塊で、動物に使う避妊薬が入っていると聞きます。HPV（ヒトパピローマウイルス）が子宮頸がんの原因である、といわれていますが、HPVは弱すぎてがんなど作れないというのが真相です。テキサス州知事リック・ペリーは、アメリカで子宮頸がんワクチンの一斉接種を法律で義務化しました。ところが、彼が製薬会社から多額の献金をもらっていたことが判明。要するにバレたのですから、全米を揺るがす一大スキャンダルになったのです。当然このワクチンは無効になりましたが、なぜかゾンビのように一人歩きして世界中で行われています。

日本でも自民党の新人議員・三原じゅん子氏がこのワクチンの普及に奔走して、国の全額負担を求める女性運動も各地で行われています。これをどう考えるか大変重要なことです。「ワクチンは無効、むしろ害になる」という医者、学者が少なくありません。厚生労働省の発表では、「年間約3500人が子宮頸がんで死亡している」とありますが、このうちの80％、約2800人はがんが原因でなく、抗がん剤などの治療が原因で死亡しているのです。

私たちが医療を利用するのは、病気を治してくれるからです。治してもらえるのでなければ、金を払って利用する必要はありません。ところが、この医療はがんを処分するだけで、後は運任せです。しかも、猛毒を使って自然に治ろうとする体の働きを邪魔するのですから、こんな治療で治る訳がありません。

医者は明らかに嘘をついています。そんな医療で150年以上もだまされ続けてきたのです。恐ろしいのはがんでなく、がん医療です。このことをしっかり噛み締めるときがきています。

さあ、どうしますか、今までのようにこの医療に信頼をおき続けますか。それとも、きっぱり縁を切ることを考えますか。思案と勇気がいるところです。

治療をしなくてもがんが治るとなれば医者の抵抗は激しいものになるでしょう。自分たちの仕事がなくなってしまいますから、あらゆる方法をとって対決する姿勢を強めることになると思います。この医療は利用するに値するものかを考えることが重要になるのです。

※白血球を染色したときに細胞質が顆粒状に染まるものをいう。好中球、好酸球、好塩基球の3種類があるが、通常ほとんどが好中球。

裏から見るとわかるがん医療の真実

既成学説では赤血球の寿命は115日前後としています。人体内の血液を5リットルとすると1日ごとに血液40ccが消失していることになります。含まれる赤血球は約2000億個ですが、これが体のどこに消えていくのかわかっていません。崩壊に似た現象を見ることはありますが、実証されていません。**現代医学、生物学では、赤血球の行方について今なお確認されていないのです**。

胎生6か月後、脳や肝臓、筋肉等が増殖するのは細胞分裂によると考えられています。成人になるに従って、**臓器も筋肉も著しく大きくなるのも細胞分裂によるとされていますが、これを実証した者は1人もいません**。細胞分裂がないのに体は成長するのです。現代医学では、この説明ができていませんので謎のままになっています。

しかし、千島学説では赤血球から白血球、血小板、体内細胞に移行していくことが確認されています。その過程で現れる漠然とした中間映像を、赤血球の崩壊と見誤っているに違いないと見ています。**臓器を含む体の成長は、細胞分裂によるものでなく、赤血球の分**

化によって体内組織の細胞に移行していることが確認されているのです。稀に分裂像を見ることがありますが、老化による死の直前に見られる細胞の崩壊像で、これを分裂と見誤ることが多いようです。

ウィルヒョウの細胞分裂説が、千島の細胞新生説を駆逐してきた経緯を知って、がん医療がどのような経過をたどってきたかがよくわかりました。現在のがん医療は、この細胞分裂説に基づいて行われていますが、千島が指摘しているように、分裂する状態をいつまでも観察し続けることはできませんから、仮説に過ぎないことがわかります。そうであれば、他に考えられることは生活環境しかありません。

これは、東京大学付属病院の准教授・中川恵一氏がはっきりいっています。それなのに治療が優先されるのですから矛盾しています。原因が生活習慣にあるといいながら、突然変異でもあるといい出しているのですから、いったいどうなっているのかと考えてしまいます。生活習慣が原因なら、生活習慣を改めれば済むことです。突然変異がどうして出てくるのか、理由がわかりません。

ドイツの生物学者ルドルフ・ルートヴィヒ・カール・ウィルヒョウが、「細胞は細胞の分裂によって生ずる」ということをいい出したのがおよそ150年前です。これから70年ほど経って、日本の血液学者・千島喜久男が「細胞新生説」を発表してこの説に異論を唱えました。この論文は既存の学説を根底から覆す内容でしたので、同業学者たちの猛烈な反発にあい、世に出る機会を完全に封じられてしまいました。

彼が発見したものは鶏の卵の黄身（卵黄球）が、赤血球に変化（分化）し、さらに生殖細胞に変化している様子でした。千島はこの状態に目を疑いました。まぎれもない赤血球から生殖細胞が作られているのです。これはウィルヒョウが唱えた「細胞から細胞が生まれる」という定説を根底から覆す発見ですから、自分の目を疑ったのも無理はありません。これは生物学にとどまらず医学、遺伝学、細胞学、血液学の定説をことごとく改める発見になるからです。

千島は何度も実験を行い、この発見が間違いないことを確認した上で、「卵胚子生殖腺の組織発生並びに血液分化に関する研究」と題する論文を九州大学農学部に提出し、正式に受理されます。しかし、この論文は4年も放置された後、とり下げを要求されます。正式に受理された学位請求論文は、4か月以内に教授会に審査報告をする規定があります。この論文は九州大学の問題でなく、日本の生物学会からの反発を受け、大きな問題を提起したものと思われます。

もう1つ疑問なのが**現在の医学の基礎になっている「骨髄造血説」です**。これはアメリカの血液学者3人の共同研究によるもので、1925年に発表されました。この実験には鶏や鳩が使われていますが、1週間から10日間餌を与えずに飢餓状態にして実験したといわれています。なぜ飢餓状態にしたのか、その理由は現在も問われていません。食物は腸で消化されますが、その栄養物をわざわざ骨まで運んで血液を作るのは合理的でありません。当然疑問がわいてきます。

オタマジャクシのような脊髄のない動物は、消化管で血球を造ります。人間を含めて脊椎動物も発生初期は卵の繊毛、次いで胎盤の繊毛、生後は腸粘膜の繊毛で作ることを千島は発見しました。それにも関わらず、「骨髄造血説」が現代医学の基礎になっているのは、骨髄の中に多様な細胞があることと、飢餓や栄養不良のときに造血作用が見られるからで、健康な状態では脂肪が付着しているので造血作用は起こりません。これは異所造血で骨髄以外でも見られる現象です。

千島は、腸で消化された栄養物が繊毛(せんもう)に付着し、腸粘膜に吸収されていく過程でアメーバに近い状態に変わって、やがて赤血球になって血管に流れ込んで行くのを確認しています。

この研究から千島は腸で赤血球が作られ、その後白血球や、体内細胞に変化していくことを発見しました。その過程で不良な細胞が、がん細胞に変わっていることを発見しています。赤血球がすべての細胞の母体であることを確認し、これを「赤血球分化説」として1932年に発表しました。

赤血球が体内細胞に変化していく過程で、不良な細胞が作られ、がんに変わっていることを発見した千島は、この現象は体内環境が不良なときに起こると考えました。そして、何度も実験を重ねて確信をえた上で「細胞新生説」を発表しました。**「がんは体内で新生される細胞であり、分裂、増殖すると考えるのは間違いである」とウィルヒョウの「細胞分裂説」を真っ向から否定したのです。**

これらの誤りは、造血器官の誤解から起こることですから、「腸造血説」を発表して「骨髄造血説」をとる医学に警鐘をならしました。食物が正常に供給されている状態では、腸が造血の役割を果たしているので骨髄に造血を依存する必要はありません。ただし、体内環境に著しい変化が起こったとき、例えば**飢餓状態に陥ったときなどに、細胞から血液に逆分化する働きは見られます。**

このように体内環境の著しい変化が起こると、がんが元の赤血球に変わっていく現象が起こります。この発見が１９５０年の「細胞新生説」、１９５４年の「腸管造血説」の発表に繋がります。しかし、これらの論文はすべて認められることなく、公の場に出る機会を奪われてしまいました。このことが以後の医学にどのような影響を与えたかは、現在の医療を見ればわかる通りです。

現在も、千島学説を知る人はほとんどおりません。正式な論文として認められていない日陰の存在ですから、医学者のほとんどが知る機会を奪われています。私とて、がん医療に疑問を持ち続けていたから知ることができたので、この論文にたどり着くまでに16年も月日を費やしています。もし途中であきらめていたら、存在することも知らなかったでしょう。

現在のがん医療では末期がんが治ることなど、到底考えられません。がんを処理するだけで、治す医療ではありませんから当然ですが、**千島学説で考えると末期がんが治ることは少しも不思議ではなくなります**。がんを作る原因が自分の生活環境にあるのですから、生活環境を改めればがんは作られなくなり、自然に消えてなくなります。これに対して、がんが分裂、増殖するというウィルヒョウの「細胞分裂説」では、このようなことは絶対に起こりません。

現在のようながん細胞が分裂すると考える医療が続く限り、正しい医療が行われることは考えられないのです。したがって、安易に医療に頼る姿勢を続けると、医療の犠牲になることは避けられません。ウィルヒョウの亡霊にたぶらかされた医療に奉仕する人生。いや、それを利用する者たちに奉仕する人生です。

これは現在の常識では知ることができないもので、常識をひっくり返して医療の裏側を見ることができて初めてわかることです。

マスコミが完全に黙殺したアンチドラッグジーンズ

1985年に米国立がん研究所（NCI）のデヴィータ所長が、議会で衝撃の証言を行いました。

「**抗がん剤の化学療法は無力だ**。抗がん剤を投与すると、一部の患者に腫瘍縮小は見られる。しかし、がん細胞は自らの遺伝子を変化させ、忽ち抗がん剤の毒性に耐性を獲得してしまう。だから、抗がん剤はがん細胞に対してまったく効力を失う。**がん患者はただ抗がん剤の毒性を被るのみだ**。私は深く絶望している」。

デヴィータ所長はがん細胞が耐性獲得する遺伝子をアンチドラッグジーンズ（ADG、反抗がん剤遺伝子）と命名しています。

NCIは、アメリカで最も権威のあるがん研究所です。その最高責任者が議会という公の席で、抗がん剤は無効と認めたのです。しかし、この重大な発言もそのまま封印されてしまいました。アメリカのマスメディアも日本のマスコミも完璧に黙殺したからです。この陰には巨大スポンサーである製薬会社や、医療利権の圧力があったことはいうまでもありません。日本では、がん専門医でさえ、デヴィータ証言やＡＤＧの存在を知る人はほとんどいません。日本のがん学会が、箝口令（かんこうれい）を敷いたからです。

１９８８年、ＮＣＩは「がんの病因学」という報告書を発表しました。そこで「**抗がん剤は強力な発がん物質である。投与すると、患者に新たながんを多発させる〝増がん剤〟である**」と、強力な副作用があることを認め、さらに放射線も同じであることを認めています。しかし、この論文も世界のマスメディアは黙殺し、日本のがん学会も無視しました。

ＡＤＧ（反抗がん剤遺伝子）は、細胞が凶暴化することが恐ろしいのです。抗がん剤投与でがんの縮小が見られても、ほぼ確実に再発し、それが凶暴化して手が付けられなくなります。**死亡の原因はがんではなく、抗がん剤です**。このことを胸に叩き込んでおくことが求められます。

米政府は国立がん研究所が抗がん剤の無効性、有害性を認めたため、これを無視できなくなり、東部20の大学による抗がん剤の合同研究を実施。その結果、**手術を含む3大がん医療は「無効かつ危険」と裁定を下しました**。しかし、世界のメディアはこれも黙殺しています。日本のマスコミもそれに従いました。このように巨大利権に関わる情報は、完全に封殺されてしまうので、正しい情報は伝わらないものと考えておくことが重要です。

しかし、アメリカ議会がん問題調査委員会ＯＴＡリポート以来、欧米のがん医療に少しずつ変化が見られるようになりました。米国では、**毎年がんによる死亡者が数千単位で減り続けています。自然療法を主体とした治療、代替療法に目が向けられているからです。**

しかし、日本ではほとんど変化は見られません。

抗がん剤には、新型の場合０・１グラム＝７万円のものがあります。注射器10ｃｃ＝１本が７００万円もするのです。なかには２０００万円するものもあると聞きます。生きるためには使うのもやむを得ない、と考えるかもしれませんが、実際は大金をかけて、じわりじわりと毒殺されているのと同じ状態です。その間、頭髪が抜けて、むかむかするのを我慢させられ、治ったといわれても大切な免疫力を食いつぶすのですから、そのうち再発か、生活習慣病で苦しむことになります。それまでには時間が経っているので、抗がん剤が原因だとは誰も気がつきません。

抗がん剤の副作用は副作用などという生易しいものではありません。「イリノテカン」（商品名：カンプト）の添付文書の「注意」欄に次のようにあります。

「本剤は、細胞毒性を有するため、調整時には手袋をすることが望ましい」、「皮膚、目、

粘膜に薬液が付着した場合には、直ちに多量の流水で洗い流すこと」、「薬液が血管外に漏れると、注射部位に硬節、壊死（腐食）をおこす」。

さらに「警告」には、「本剤の臨床試験において骨髄機能抑制（注：骨髄機能障害）、あるいは下痢に起因したと考えられる死亡が認められている」。

重大副作用欄にある「死亡」の文字。「臨床試験で死亡例が全投与症例１２４５例中55例（4・４％）に認められ」、再審査でも１８８人が副作用で死亡しています。要するに毒殺死です。ショック死、呼吸困難、血圧異常低下など頻度不明の死亡を上げたらきりがありません。

重大な副作用も、以下のように盛りだくさんです。白血球減少、敗血症、貧血、血小板減少、心筋梗塞、下痢、腸炎、悪心、嘔吐、食欲不振、腸管穿孔、消化器出血、腸閉塞、間質性肺炎、肝機能障害、肺血栓症……と凄まじいものです。そのなかで、白血球減少が86％、血小板減少が23・５％、下痢・腸炎は77・２％ですから、これを知れば誰でも拒否するのではないでしょうか。

しかし、医者は添付文書をほとんど読まないことが多いのです。医者が知らない、患者には知らされない、これががん医療の現実の姿です。

私は何のために生まれてきたのか……原因のない結果はない

偶然がいくつも重なって、見えない世界の扉が開かれたことは前に伝えました。これまでの私は、病気は医者に罹ればすべて解決すると思っていましたから、難病患者の多い現実に戸惑いました。医療の進歩がいわれるほどでないことを教えられた思いでした。

また、がん医療についておかしいと思うことが次々と起こっていたので、何故こんなことに関わるようになったのかを考えるようになっていました。私の疑問に思うことが、周りの人には少しも疑問の対象になっていないのが不思議でした。

そして不思議なことが次々と起こって、その先に下田への道が用意されていました。興味半分で引きつけられるようにしてたどり着いた先には、大変な数の難病患者が集まっていました。**この状態は医療の進歩が幻想に過ぎないことを教えてくれます**。それはがん医療でもいえることです。抗がん剤は無効という医者がいる一方で、治るという医者がいる。寿命を延ばせるという医者もいる。でも、医者ではない私が考えてもまともな医療が行われているとは思えませんでした。

それを決定的にしたのが医療と関係のないところで、末期がんを治したという人物に出会ったことです。

末期がんが治る原因には、生活環境の著しい変化があることははっきりしています。**1つは食生活の変化で、もう1つは意識の変化です**。この2つが重要な鍵であると思うのですが、何故それでがんが消えてしまうのか私のような門外漢が考えても答えが出るはずがありません。下田に誘導されたのは、見えない世界の知識を学ぶためであるとしても、このような医療があることを教えられたのは、「この医療をなんとかせい」というメッセージになるのではないかと考えるようになりました。

そこで私にできるのは何だろうか、と考えるようになりました。しかし、簡単に答えが出るものではありません。そんな鬱鬱としていたときに一冊の本に出会います。『**シルバーバーチの霊訓**』です。1900年の初期から50年近く語りつがれた高級霊からの伝言が記されています。死後の世界の知識だけでなく、正しい生き方を学ぶ上で貴重な情報を提供してくれました。内容を少し紹介しましょう。

当時、霊界との交流が盛んに行われていました。ある日、1人の若いジャーナリストの企画で降霊会が行われました。彼の名はモーリス・バーバネルです。仕事上企画しただけで、彼は霊との交流にはまったく興味がありません。そのうち退屈のあまり、ついうとうとして眠ってしまいます。終わって目が覚めたときは「しまった」と思いましたが、どうすることもできません。そこで眠ってしまったことを詫びます。ところが、意外な言葉が返ってきました。

「あなたは眠っていません。それどころかとても大切なことを話してくれました」。

何が起こったのかわからなかったので、そのときは不審に思うだけで終わりました。しかし、それ以来同じことが繰り返し起こり、自分が霊媒の役目を果たしていることに気がつきます。彼の口を借りて真理を語っていたのはシルババーチ（白樺）と名乗るインディアンの霊ですが、実は彼も霊界の一霊媒に過ぎません。シルババーチの上にいて語っていたのは、3000年以上も前に地上で暮らしていたという高級霊でした。

一体その人物とは誰だろう、と皆が興味をもちますが、「それを聞いてどうしようというのですか。真理を語る者が名のある人物なら聞く価値があり、名もない人物なら価値がないとでもいうのですか」と、人間のつまらない詮索に釘を刺します。

モーリス・バーバネルの誕生については、次のような逸話がありました。1900年の初期、ロンドンの一角で男子が誕生します。その誕生を待っていたシルババーチが直ちに英語の勉強を始めました。それから18年が経ちます。降霊会を企画して眠りに入ったときを利用してバーバネルに、霊言を語らせます。当時のキリスト教は、真理にはほど遠い堕落した宗教に変わっていました。それを見かねた上級の霊団から糾弾の依頼を受けていた高級霊が、自分に合う霊媒を探していました。バーバネルが生まれることを知って、誕生と同時に英語の勉強を初めていたのです。

モーリス・バーバネルは、そんなことを知るわけがありません。しかし、降霊会が始まると決まって眠くなり、シルババーチの霊媒になりきってしまいます。そこで自分がシルババーチの霊媒として生まれてきたことを悟ります。それで一生を、シルババーチの霊媒として生きる決心をします。

我々は誰でも**自分が何のために生まれたのか、と考えるときがあると思います**。でも、簡単に答えの出ることではありませんが、何らかの目的を持って生まれてくるのだろうと思います。バーバネルの母は非常に信仰心に厚い人間でしたが、父親は宗教にはまったく無関心な人物でした。彼も父に似て宗教にはまったく関心がありません。その彼が霊媒として生まれているのですから、人間の誕生には自分の知らない秘密があると考えることもでき、意味もなく生まれたとは考えにくくなります。

そして、生まれてきた目的が自身の仕事や趣味や宗教と、必ずしも一致するとは限らないようです。すべての生命は、何らかの目的があって生まれていると思いますが、わからないのが実状のようです。いくら努力しても、一向に恵まれないことも、期せずして運命が開けることも、起こったことにはすべて原因があると考えるべきでしょう。それがわからないのは智恵が及ばないからであり、年とともに何となくわかるようになるのは、智恵のレベルがその域に近づいてきたためといえるのかもしれません。

私も還暦を過ぎるまでは、生まれた目的がわからないまま生きてきた人間です。地位も名誉も金儲けにも、さほど執着することはありませんが、前向きで努力することを惜しみません。でも、いつも運命に翻弄されているようで、思うような結果に結びつきませんでした。

「人生は所詮山登りのようなもの。頂上にたどり着くまでにいっぱい道草をくって、たくさん経験するのも悪くはない」と、半ばふてくされたともいえる生意気な考え方をしていました。したがって、敢えて富を追わないことにしました。それで気持ちが楽になりましたが、反面何のために生まれてきたのだろうと考えることが多くなりました。

周りでは自分よりずっと健康で頑健そうに見える人が、次々と亡くなっています。それに比べ、ひ弱で何時死んでもおかしくない自分が生き続けています。少し申し訳ない気がしますが、それなりの理由があるのだろうと考えていました。健康に自信がある人は、病気などは自分には関係がないと考えがちですが、自分のように体力に自信がないと、健康でいられる方法をいつも模索しています。その結果、健康は努力で作るもので、医者に頼って作るものではないと考えていました。その違いはあるかと思います。

そんな人間が、大勢の難病患者と同じ屋根の下で暮らすことになります。さらに、抗がん剤がいかがわしい薬剤であることを知ります。医療に見切りをつけられて末期がんから助かった人物が現れます。これでは、まともな医療が行われていないことを教えられているようなものです。**「医療がまともでないことを伝えた。お前ならどうする」と、問題を持ちかけられたことになります。**

医者は何事もないように、真面目に治療に従事しています。患者は、そんな医療で自分のがんが治ると信じて疑いません。でも、私には虚構と欺瞞で渦巻いている医療にしか見えません。私は、それを伝えなければならない立場におかれたことを認識しなければならないようです。でも、その方法がわかりません。私のいうことなど、誰も真面目に聞く訳がないからです。わかっているのに、それを伝える方法を知りません。何もできない自分が情けなくて惨めになってきます。でも、これは私が背負わなければならない重荷だとしたら、そんなことでくじけてはいられません。

シルババーチは「あなたのお陰で、1人でも希望を取り戻すことができたら、それだけであなたは生まれてきた価値があるのです」といいます。私は、自分に世界中の人の命が託されていることを感じます。それを伝えるために生まれてきたのではないかと考えると、この医療をそのまま放置しておくことはできないと自分にいい聞かせました。

それから16年が経ちました。ついに、千島学説というプレゼントにたどり着きました。百万の味方を獲得した思いです。矛盾した結果には、矛盾した出発点があるはずです。それを、いぶり出してくれたのが千島学説でした。これほど優れた論文が100年以上も前に完成していたのですから、凄いことだと思いました。そんな貴重な論文が放置されたまま評価の機会を与えられていないのは、人類にとって大変な損失です。

千島学説によると、**「がんはがんになる生活環境によって作られる。したがって、この環境が変わればがんが作られなくなり、細胞から血液に戻る可逆現象が起こる」**というのですから、末期がんが克服できた理由はこれで十分説明できます。しかし、ウィルヒョウの提言する分裂説では説明の手がかりも見つかりません。

両方を比較して考えれば、必ず正しい道を探し当てることができます。患者の犠牲が大きいほど、医療が潤っていることに気がついて衝撃を受けるに違いありません。しかし、それを乗り越えなければ医療の正しい方向は見つからないのです。

この医療の起点には、単純な誤った思い込みがありました。修正する機会はありましたが、過ちに気がつかず力で対抗できると考えました。しかし、その代償はすべて患者がになうものになり、施術者には恩恵をもたらすものになりました。しかし、**医療が複雑で高度なものになるほど、潤うというのは皮肉なものです**。がんといわれて頭の中が空っぽの状態におかれた患者に、こんなことがわかる訳がありません。関係のない立場にたって冷静な目で見ることができなければ、この仕組みは見えてこないと思います。

知らないと恐ろしいこと
抗がん剤が効かないのは衆知の事実

医療ジャーナリストの船瀬俊介氏は、著書『抗がん剤で殺される—抗がん剤の闇を撃つ』の取材で、厚生労働省に電話をかけたときのことを次のように伝えています。

「抗がん剤って、がんを殺せるのですか?」という私の質問に、電話口に出たK技官は、明快にこう答えた。「抗がん剤ががんを殺せないのは衆知の事実です」と。

私は一瞬言葉を失ったが、続けて「……抗がん剤は、毒物だと聞いたのですが?」と聞くと、「大変な猛毒物質です」との返答。これにもあっさり答えた。

私は絶句しながらも「がんを治せないのに、猛毒をがん患者に打っているのですか?」、「そのとおりです」、「その猛毒で、患者さんは死んじゃうんじゃないですか?」。

すると、K技官は少し声を落とし、こう答えた。「そういう方が、大勢いらっしゃるんですよネ……」。これは、もはや治療ではない〝単なる毒殺〟じゃないか! 気を取り直してさらに訊く。

「抗がん剤には、発がん性があるとか?」、「大変な発がん物質です」と、K技官はきっぱりいい切った。「エエッ、がん患者に強烈な発がん物質を打っているの！　それでは、新しいがんが発生してしまうのでは?」、「そういう方が、大勢いらっしゃる……」。抗がん剤担当のK技官が、あまりに平然と答えるのに驚愕した。「そのような猛毒を、なんで衰弱したがん患者に打つのだ！」と、私は取材というより怒りの声で怒鳴りつけた。「そんな猛毒が、なんで薬に化けるのか」と問いただした。

彼の説明では、「抗がん剤を投与すると10人に1人くらい腫瘍縮小が見られる」ため、それを〝効いた〟と判断して認可するのだという。しかし、10人のうち9人のがん腫瘍はぴくりともしない。それでも「効能あり」とする我が国の薬の認可制に愕然とした、と述べています。

悪辣なペテンとしかいいようがありませんが、これは我が国だけの問題ではありません。抗がん剤が有害無益なのは、海外ではとうの昔に常識になっているのですが、抗がん剤が使われなくなったということはまだ聞いたことがありません。ですから、依然として抗がん剤が世界中で使用されており、犠牲になる人が後を絶たないことは明白です。

厚生労働省の保険局医療課のM課長が公のシンポジウムの場で「抗がん剤はいくら使っても効かない。こんな薬を保険適用していいのか！」と公言しています。医師たちもその事実を知っているので、自分や家族に使っている人はほとんどいません。知らないということは如何に恐ろしいことか。少しはおわかりになったでしょうか。

80パーセントががん以外の死因で死亡
幻のレポートの中身

統計を見ると、日本人のがんによる死亡者は1974年が13万人でした。2008年には34万人になりましたので、34年間で21万人も増加しました。

今まで伝えてきたように、がん医療はがんを処理するだけで治す治療ではありません。そのために治ったといわれても、大きなリスクを抱え込んでいます。3大医療は皆リスクの塊ですから、治療が済んで治ったといわれても安心できません。**がんになった原因が解消されていませんから、早いか遅いかの違いはあっても再発するか、ほかの生活習慣病に罹りやすくなっています。**

そのことに気がついた人は、健康を取り戻そうと何らかの形で努力します。努力の程度にもよりますが、簡単には死ぬことはないでしょう。しかし、「がんがなくなった、もう心配ない」と安心しきって何もしなければ再発するか、病気を抱えることになります。

なんで、こんなことを考えたのかといいますと．34万人はどのような人かと興味がわいたからです。これは再発を含めて、がんが直接の原因でなくなった人たちだけですから、その後、しばらくして他の生活習慣病でなくなった人は含まれていないのではないか、と考えられます。やはり、私と同じことを考えた人がいました。

岡山大学医学部付属病院では、入院や通院している患者が次々と亡くなるので、不審に思った研修医が1年間を区切って統計をとってみました。すると、驚くべきことがわかりました。**大半の患者が、がん以外の病気で亡くなっていたのです。それが80％という信じられない数値でした。これは大量に投与された抗がん剤、放射線照射、手術による疲弊が原因としか考えられません。**その驚愕する現状を、博士論文にまとめて医学部長に提出しました。ところが、一読するなり、部長は信じられない行動に出ました。論文を目の前でズタズタに引き裂いて、ゴミ箱に捨ててしまったのです。このようなことが明るみ出たら大変だ、という危機感があったからでしょう。

部長のとった行動は、それだけ知られたくないことであると物語っています。船瀬氏は「是非その博士論文の写しを入手したい」と食いさがったのですが、「コピーはないんです」ということでした。まさか破り捨てられるとは、予想もしていなかったからです。コピーがないために、幻と化した論文には次のように記載されていました。「死亡したがん患者のうち、がん以外の死因で亡くなった者は全体の80％であった」と。

博士論文は幻に終わりましたが、死亡者の多くが、肺炎、インフルエンザ、院内感染、カンジダ菌感染症などの感染症、高血圧、脳梗塞、心疾患、糖尿病など、がん以外の病気で亡くなっていました。ということは、34万人のほかに、治ったといわれていた80％にあたる136万人にも及ぶ膨大ながん患者がいたことになります。一度は治ったといわれているのですから、死亡原因はがんではありません、しかし、3大医療の犠牲者であることは間違いありません。

セカンドオピニオンという制度があります。納得のいく医療を求めて、別の医師の説明を受けられる制度です。これで安心して治療ができるといいたいところですが、いくら医者を変えても早期発見・早期手術をすすめる医者ばかりですから、この制度があるからといって安心してはいられません。

切らないで生活を変えて様子を見よう、といってくれる医者に巡り会う機会が簡単に訪れるとは思えません。同じ穴の狢といいますが、現在の医療ではセカンドオピニオンは何の役にも立たないことを知っておくべきです。

第2章のまとめ

◆がんの最大の原因は動物性タンパク質の取り過ぎによること。

◆意識が大きな役目を担っているから、ストレスをためない生活を心がけること。

◆野菜中心の食事を取るように心がけていれば、がんは少しも恐ろしいものでなくなる。

◆臓器を含む体の成長は、細胞分裂によるものでなく、赤血球の分化によって体内組織の細胞に移行していることが確認されている。

◆ある病院では死亡した患者の80%が、がん以外の原因で亡くなっていた。これは大量に投与された抗がん剤、放射線照射、がんの手術による疲弊が原因と考えられる。

◆がんはがんになる生活環境によって作られる。したがって、この環境が変わればがんが作られなくなり、細胞から血液に戻る可逆現象が起こる。

第3章
がんの90パーセントは完治する

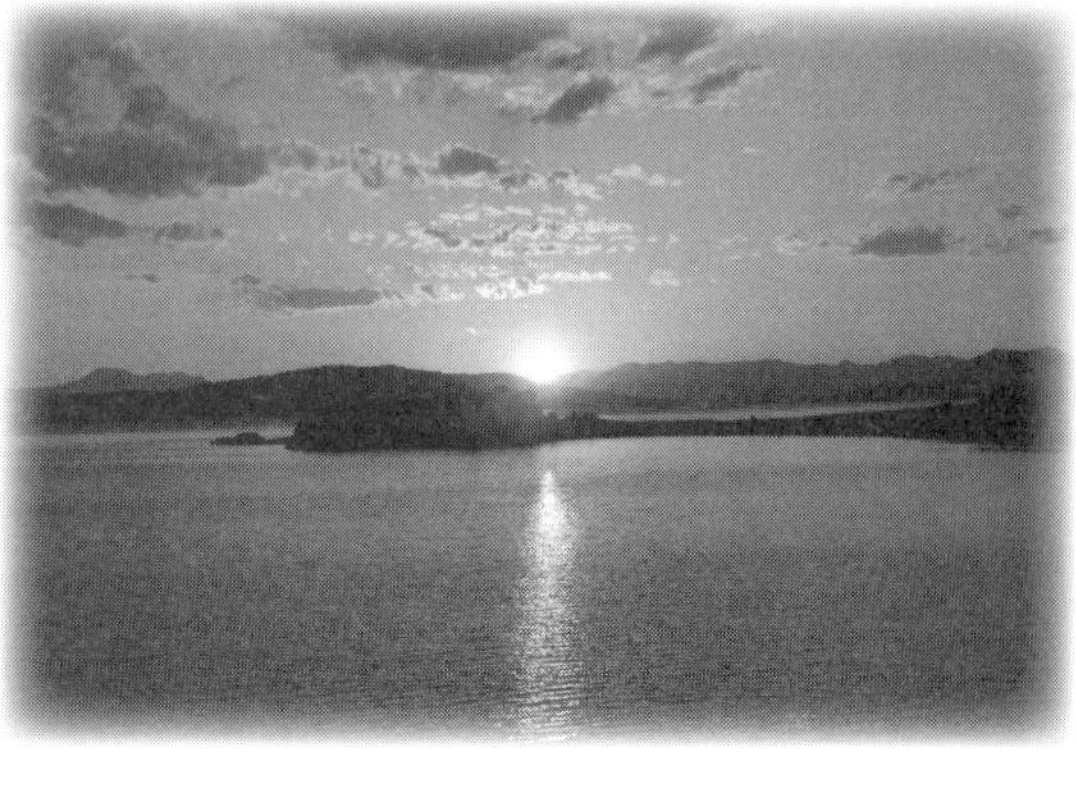

ほとんどが「がん」ではなくて「がんもどき」

病気になるのは、免疫力の低下が原因で、がんも例外ではありません。その大切な免疫力を犠牲にしても治る、というおかしな医療ががん治療です。

前章で述べたように、厚労省官僚が「**抗がん剤が効かないのは衆知の事実**」といってのけました。誠にふざけた話ですが、これが国の医療のありのままの姿であることを認識しておくことが重要です。薬の認可が下りたから安全とはいえないのです。一定の効果があれば、薬剤の認可がおります。しかし、この場合は治るとか治らないとかはあまり関係がないのです。

抗がん剤は猛毒ですから、がんと同時に人間も抹殺しようとします。すぐ死亡に繋がることではありませんので、因果関係を問われることはありませんが、間接的な殺人行為であることは間違いありません。このことについて、内科医の竹内隆氏が投書で訴えています。「効果がないのに行う化学療法は、患者を苦しめるだけだから止めて欲しい」と。

ところが、これに似たようなことが1985年に既に起こっています。米国立がん研究所のデヴィータ所長が「遺伝子の働きが環境によって急激に変化するために、抗がん剤が効かなくなる。そのため患者は薬害を被るのみになる」と公の場で証言し、深く憂慮していることを伝えています。

抗がん剤がいわくつきの薬剤であることは、30年以上前にわかっていたのです。利用する価値があれば、黒を白に塗り替えることなど雑作もないことがわかったと思います。暢気に構えていると、自分が医療に利用されていることに気がつきません。これががん医療の実態です。

手術は**内視鏡が開発されて、大掛かりでなくなりましたが、がんを取り除く手法はそのままです。抗がん剤は副作用が少なくなったといいますが、嘔吐を押さえただけで毒性の強いことは変わりません。**放射線治療は粒子線、重粒子線、陽子線と色々開発されてきましたが、いずれも膨大な設備を必要とし、患者の負担も過大で利用の対象が一部に限られています。まだ実験の段階なのに効果が過大に評価され、失敗の例は伝わっていません。

3大医療はそのまま続けられており、患者が犠牲になる状態は何も変わっていません。

これに対して、近藤誠医師は疑問を投げかけます。がんといわれる90%はがんもどきだから、切らずに様子を見るのが賢明といいます。本当のがんは、見つかった時点ですでに転移しているから治療しても根治できない。だから、治療しないで様子を見るのが賢明だといいます。肥大して放置できない場合、あるいは痛みを伴う場合はやむを得ませんが、治そうとして戦うのはやはり愚かな選択となりそうです。

しかし、近藤医師は切らないで様子を見るといっても、後は運次第と考えているようです。私は90％とはいわず、ほとんどが完治すると考えています。ほとんどという理由は、外的要因によるがんはほんの僅かで、ほとんどが内的要因によるものと考えているからです。これはK氏や、これから後で伝える寺山心一翁氏の末期がんの行方が明らかにしています。しかも、千島学説にそのまま当てはまるのです。ほとんどのがんが、がんもどきなら生活環境を変えればすべてが治るはずです。ですから、がんといわれても少しも恐れることはありません。

乳がんの90％が乳腺症でがんもどきだといいます。それなら切らずに様子を見るほうが賢明ですが、開業医の長尾和宏氏は、それは行き過ぎだから後悔することになると警鐘を鳴らしています。長尾氏は、命は質より長いほうが大切だと考えているようです。

私は高みの見物者ですから、勝手なことをいわせてもらいます。**私は90％以上とはいわず、ほとんどががんもどきだと考えています。胃がんであろうが、前立腺がんであろうが、乳**

がんであろうがすべてがんもどきです。ですから、生活環境を変えれば治ります。このようなことをいう人間は、今までいませんから、仮説ということにしておきます。

とはいっても、私の仮説が簡単に通用するとは思ってはいません。近藤誠氏のがんもどきに対して、長尾和宏氏の著書は『「医療否定本」に殺されないための48の真実』です。また、東京大学医学部准教授の中川恵一氏は「がん突然変異説」を唱えています。どれを信じていいか、選択に困ることでしょう。だから、医者が治せない末期がんが治ったのはなぜかという疑問を大切にしてもらいたいのです。

その解答は、千島学説が明らかにしてくれます。がんは理由もなくできるものでなく、生活環境によって作られる新生細胞です。だから、生活環境が変われば消えてなくなります。こんなことは今まで誰も考えませんし、誰もいっておりませんから、簡単には認められるとは思いませんが、突き詰めていくとどうしてもそこに行き着いてしまいます。だから、私ががんといわれたら、喜んでこの証明に取りかかりますが、がんにはなりにくい生活を心がけていますので、残念ですが期待に添うことはできないでしょう。

1980年後半、米ジョンズ・ホプキンス大学のフォーゲルスタイン博士たちが「多段階発がん説」を提唱しています。細胞が何度も分裂を繰り返すうちに、傷ついた遺伝子が何種類か残るとがんになるというのです。

これが、最先端のがん治療薬開発に繋がったといわれていますが、これは本物のがん（原因がはっきりわかっているがん）には当てはまるのかもしれませんが、原因がはっきりしないがん、つまり生活環境によるがんに該当するとは思えません。現在の医療は、がんとがんもどきを同じものとして治療しているように思われます。これが、がん医療が決め手を欠く原因になっているのではないかと思います。

K氏や寺山氏のがんが末期になっても治るのは、生活環境が原因だからです。もし2人のがんが、強い放射線を浴びたことが原因であるとか、アスベストが原因なら治療の方法は見つからないと思います。免疫力を高める治療でなければ意味がありません。免疫力が低下する治療なら、苦痛を増やすだけでかえって寿命を短くすることになります。何もせずに体力を温存するほうが賢明です。

これでわかることは、**原因が内的・外的いずれによるものでも、がんに必要なことは免疫力を上げることであり、免疫力を低下させたり、犠牲にしたりする方法は必要がないだけでなく、むしろ害になるということです。**

生活環境を変える方法でしか治らないがん（実際はがんもどき）を、医療（3大医療）で治せると考えたことが、がん医療を混迷に導いてしまったのです。がんもどきは生活環境を変えて治すべきものですから、医療の対象にするのは間違いです。

現在がんといわれて治療しているものはほとんどが、「がんでなくがんもどきである」という仮説に従うと、がんの解決が容易になります。ただし、がんもどきでも痛いものは治療が必要なのは当然です。

生活環境が原因であるがんを切って治そうとしたり、抗がん剤や放射線を使って治そうとしたりするのですから、これは狂気の沙汰です。治らないだけでなく、当然体を痛めつけることになります。こんな素人でも変だと思う医療が150年も行われてきたのですが、この間違いに気がついている人がほとんどいません。いくら進歩をとげても根本に間違いを抱えている医療は複雑になるばかりで、いつまでたってもまともな医療にはなりません。

一方、放射能被爆やアスベストなどの影響で発生したがんは、生活を改善すれば治るという単純なものではありません。現在の医療ではまだ有効な方法は見つかっていませんし、現在の科学では治療法の確立は到底無理な願いといえそうです。ということは、本物でもがんもどきでも現在の医療では歯が立たないと考えていいようです。では、早期発見・早期治療のメリットは何かと考えなければなりません。鴨がネギを背負ってのこのこと出かける構図が、見えてくるのではないでしょうか。

このような医療のカラクリが見えてからは、医者が治したというがんはすべてがんもどきで、治療の必要がないものだと考えるようになりました。原因が自分自身の生活にあるのですから、原因である生活環境を変えれば末期がんでも治すことができます。

この件で長尾クリニック院長・長尾和宏氏が、『「医療否定本」に殺されないための48の真実』という本を出版しました。それぞれいい分があるのものだと感心させられました。要するに、がんを治療しないで放置することに警告を発している立場ですから、私の考えと比較してよく考えていただきたいと思います。

内容の一部を紹介します。序文に次のように記載されています。

先日も、胃の内視鏡検査（胃カメラ）で、早期がんが見つかった患者さんがいました。手術でがんを切除すれば確実に治る程度のがんでした。ところがその方は、「手術はしないほうがいいと本に書いてあったので」と手術を拒否されました。まだ50代の男性です。

　また、大腸がんの手術後に、肝臓に転移が見つかり、抗がん剤治療を始めたところで本を読んで、標準治療をあきらめ、1回100万円もする免疫治療を始めた40代の方もいました。せっかく主治医が「その人にとってベスト」と考えて行ってきた治療の流れを中断する意味がどこまであるのか……。この方は、「自分のこの選択をどう思いますか？」と、セカンドオピニオンを求めに、私のクリニックを訪れました。私は、「すぐに主治医のもとに戻って、治療を再開するほうがいいと思いますよ」としか言えませんでした。

　こうした人たちは病気を治すチャンスを自ら奪ってしまっているわけです。もちろん、年齢や進行度合いによっては治療をしないという選択肢もあるでしょう。高齢者の終末期の延命治療には、そもそも私は反対の立場です。**しかし、まだ若く（60代、70代でも平均寿命を考えると、まだまだ残された時間が十分あります）、助かる見込みがあるというのに、間違った情報のために治療を拒否する患者さんを見ると、「かわいそうに」と思わずにはいられません。**

　注目を集めている「医療否定本」の多くは、あまりに極論であり、誰にでも当てはまる話ではありません。むしろ、当てはまらない人のほうが多いように思います。そのため、本の〝副作用〟とも言える、負の影響が大きく出ているのです。

これは近藤誠氏の本のことだと思うのですが、このことで大変なことがわかりました。例えば、近藤誠氏は乳がんと診断されたうちの90%は単なる乳管症だからすぐ治療に罹らないで様子を見るのが賢明だといいます。これが正しいとなれば、乳がんといわれた人のほとんどが、必要のない治療で乳房を失っていることになります。しかし、これは乳がんだけの問題ではありません。すべてのがんについていえることだと思います。

がん医療は、医者ではない者の目で見てもおかしいと思うことが少なくありません。それなのに、医療のプロが気づいていないのが不思議でした。調べているうちに医療の姿勢が、根本から間違っていることに気がついたのです。**現在の医療は、病気はすべて治せるという傲慢な体質を持っています**。切ることはまだいいとしても、抗がん剤、放射線は生命とは相克するものですから、自然に敵対する行為です。命を大切に考える医者なら、手を出すことをためらうのではないでしょうか。

先人がこの理不尽な行為に手を染めてしまいましたが、当時では仕方のないことだとは思います。しかし、もうこのような過ちに気がつかなければならないときにきています。大病院にいる石頭はしょうがないと思っていましたが、開業医にも長尾氏のような人物がいることに驚きました。

長尾和宏氏は、「この本は専門医でない、勤務医と町医者という両方の立場で沢山の患者さんを見てきた自分だから書ける」ことを自負しています。確かに勤務医時代は胃がんや、大腸がんを内視鏡で取っていましたし、抗がん剤治療にもたずさわっています。抗がん剤の治療を受けている人のサポートや、在宅医療を支えたりしています。このようにがん患者を沢山見て、その結末を見届けているから書けることだといいますが、大病院勤務医当時、抗がん剤治療をしながら竹内隆医師のような疑問を持つことが一度もなかったようです。そのことがとても気になりました。

長尾和宏氏は、抗がん剤はがんを治すためでなく延命のためだと明言しています。したがって、いつまでも使うものでなく止めるときが重要だといいます。だらだらいつまでも使うものでないのは、がん細胞を縮小するのが目的だからです。それがうまくいくと、命を延ばせると考えているようです。ここで気になるのは、ほんの僅かの延命のために、患者がどれほど我慢して堪えているかを一度でも考えたことがあったのかということです。

竹内隆医師はこんなものを使う医療に疑念を持ち、間違った医療であることを紙面で問いかけています。患者の苦痛を自分のこととして受け止めているからです。しかし、長尾和宏氏はがんが縮小すれば少しは寿命が延びるから、この医療には価値があると考えています。そのためには、苦痛があるのは当然と考えているようです。止める時期を間違えないのが名医の条件だ、といわんばかりです。

苦しくても、1日でも長く生き延びようとする人はいるかもしれません。しかし、それは例外でほとんどの人は、苦痛のない平穏な人生を望んでいるはずです。**大切なのは命の質であり、長さではありません。**やはり、医学教育を根本から改めるときがきているように思います。

がん医療は、患者のためというより医者のためにある。これが偽りのない現実です。

チャイナ・スタディに関わったキャンベル博士が、動物性タンパク質を必要以上に摂取すると、がんが急激に発生することを突き止めています。したがって、**動物性タンパク質の多量摂取が原因のがんは、その摂取量を減らすことで対抗できます。**動物性脂肪もその範疇に入るでしょう。しかし、放射能被爆が原因でなったがんは性質が違います。これは現在の医療では、どうすることもできません。したがって、徒(いたずら)にがんを恐れて検査を受け、頻繁に放射線を浴びるのは感心できません。

近藤誠氏が進行がんの死の淵からよみがえった人を見たことがない、というのは本物のがんだからです。K氏はC型肝炎を35年も患った末に、医者から末期がんと告げられましたが、元気を取り戻しました。これは末期といわれても、がんもどきだから治ることができたのです。しかし、がんもどきでも生活環境が変わらなければ、増え続けて手に負えなくなります。

これに対して、がんは突然変異細胞だから一刻も早く処理すべきというのが東京大学医学部准教授・中川恵一氏です。著書『専門医が教える　がんで死なない生き方』によると、がんは突然変異で分裂すると考えていますから、比較してみてください。何を信じるかによって、人生が大きく変わることは間違いありません。もちろん選択は自由です。

飢餓状態や意識の著しい変化ががん細胞を元の赤血球に戻す

ある医学情報誌に次のように載っていました。

「がんってどんな病気？」という質問の答えです。「体を構成する組織や器官は、無数の細胞で作られています。成長や修復の過程で、細胞は自ら分裂し、増殖を繰り返し、その数をどんどん増やしてゆくのです。損傷や欠陥がある遺伝子から、異常な細胞が発生すると、免疫システムがそれを見つけ排除します。しかし、除去しきれなかった細胞は暴走して増殖を繰り返し、腫瘍を形成する、これががんなのです」。

とてもわかりやすい説明ですから、なるほどと思いがちですが、見てきたような嘘といいたくなるところは中川恵一氏の考えとよく似ているからです。この理論では、納得できないことが沢山出てきます。最大の難問が、分裂と増殖が証明できないことです。

末期がんといわれながら、治ってしまう例があります。これをどのように考えればいいのでしょう。もし分裂、増殖して、腫瘍が増えていくとすれば、医者の手の及ばないところで消えてしまうことはありません。ですから、がんが分裂、増殖して腫瘍を形成するという考えは、想像の域を出ないものということができます。

末期がんが治ることは、現在の医学では考えられません。しかし、現実に治っているのですから、医学のレベルのほうが問われます。そこでK氏と寺山心一翁氏に共通することを再度調べてみたところ、どうしても2つの共通点に繋がります。それは、食生活と意識の著しい変化です。

食の変化の著しい特徴は、高カロリーから低カロリーへの変化です。もう1つの意識の変化は、確実にストレスの少ない生活に変わっていることが考えられます。この2つが生活環境の急激な変化を促している、と考えて間違いありません。

100年以上も前に、日本の血液学者・千島喜久男が、がんの発生には生活環境が大きな関わりを持つと指摘しましたが、まさにその通りです。愚かな学者たちが、この考えを封印してしまいました。ここから、がん医療の迷走が始まりました。間違った医療が既成事実を作り、周囲を巻き込んで、もはや変えようのないところまできています。その医療は、医者にとってはこれほど笑いの止まらないものはありません。しかし、患者にとってはこれほど過酷で理不尽なものは見当たりません。

千島学説の特に注目するのは、「著しい環境変化が細胞の逆分化を促す」と主張していることです。逆分化とは、がんから元の赤血球に戻ることをいいます。急激な環境変化が、がん細胞を元の赤血球に戻すというのです。

その例として、**飢餓状態や意識の著しい変化**をあげています。急激な環境変化は、末期がんを克服した人たちに共通して見られるものですから、この学説は末期がんが治る重要な手がかりになります。

K氏の末期がんは、医者に見切りをつけられてから克服するまではわずか3か月でした。この期間は、当然**生活環境をがらりと変えて、文明の象徴である贅沢な食事から粗食へと著しい変化**が見られます。これは、キャンベル博士のレポート、チャイナ・スタディで明らかにされている**高タンパク質からの脱却**です。

次に、注目すべきことは、夜更かしの朝寝坊から早寝・早起きの自然に近い生活に変わっていることです。これは生命の基本ですから、がんに限らず病気にとっては何より重要なことです。そして、意識の変化では、自称「鬼のK」から「仏のK」に変わっていることから想像できます。これから食と意識による生活環境の急激な変化が、がんの製造を止め、その結果がんは自然に消滅したと考えることができるのです。

生活環境が改善されれば、造られる血液の質がよくなります。この状態は自律神経の安定に繋がります。ストレスが少なくなるにつれ、リンパ球が増加し、顆粒球が減少し免疫力が向上しますから、病気になりにくい体質に変わり、病気からの解放を促すことになります。

K氏や寺山心一翁氏が末期がんから短い期間で解放されたのは、これで十分説明ができます。千島学説では、腸で造られた赤血球が白血球に、さらに体内細胞に変わっていく過程で、体内環境が細胞の質に影響するといいます。体内環境が良好なときは正常な細胞が作られますが、体内環境が不良なときはがん化した細胞になるといっています。

消化した栄養物を吸収する腸は、重要な役目を担っています。**健康を保つためには、腸が健全であることが何より重要**です。腸の環境がよければいい細胞が造られますが、不健康な腸からいい細胞が造られることは考えられません。こんなことは医者ではない者でもわかることです。

現在の医学では、骨髄で血液が造られるとなっていますが、まずこの考えを改めることが重要です。血液は腸で造られるから、食事と意識が重要になります。栄養物が腸で吸収され、血となり肉となると考えるのがまともな捉え方でしょう。骨髄がその役目を担わなければならない理由を探すほうが難しいと思います。

このように骨髄で血液が造られるとする医学が存在し、その教育を受けた医者が医療に携わっているのですから、がん医療がその影響を受けるのは当然です。しかし、正しい医学知識を持つ医者なら、腸が健康の鍵を握っていることに異論を唱えることはないはずです。

『脳はバカ、腸はかしこい』という本を出版した医者がおります。それでも医学は変わろうとしないのは、変わらないほうが都合のいいことがあり、変わってしまうと、自分たちの首を絞めることになるからでしょう。

この骨髄造血説には、重要な問題が指摘されていることは前に延べました。この実験には7日~10日間餌を与えず飢餓状態にした鶏や鳩が使われていましたが、このことについては現在も不問のままです。このような環境で育ち、細胞分裂説に疑問を感じない医者が、医療に臨んでいるのですから、まともな医療であるはずがありません。

不適切な生活で作った細胞なら生活を変えれば治る

本当のがんは、生命を破壊するエネルギーによるものですから、人間の能力では太刀打ちできません。苦痛を和らげる方法を模索するのが精一杯で、それ以上のことを期待するのは賢明ではありません。しかし、このようながんは1・0％にも満たないでしょう。ほとんどが内的な要因によるものですから、医療の出番は限られます。

そこで、もし私ががんと診断されたら、医者に次のように伝えます。

「私は、抗がん剤は効かない、患者を苦しめるだけという医師の投書を見ました。また、厚生労働省の技官も抗がん剤が効かないのは衆知の事実といっています。さらに、医者が見放した末期がんが治っている事実がありますが、これらをどのように考えますか」と。恐らく返答はないと思います。

さらに、「こんな医療では、体を苦しめるだけでがんが治ることは考えられません。ところで、先生はがんが原因もなく発生して分裂する細胞と考えますか。それとも、生活が不適切なためにできる新生細胞と考えますか」と問いかけます。恐らく「新生細胞」と答えてくれる医者は、ほとんどいないと思います。そのような教育を受けていないからです。

「私は、**がんは新生細胞と考えます**。生活の不備によって造られるもので、理由もなく発生して分裂すると考える今の医療は明らかに間違いを犯しています。ですから、私は医療に頼らず、ゆっくり焦らず、生活環境を変えるように努力します。もしかしたら、3か月後に検査にうかがうかもしれません。そのときはよろしくお願いします」と伝えます。

医者と問答しても始まりませんから、その程度で打ち切ります。それ以上は議論しても間違った教育を受けている医者とは意見がかみ合いませんから、他の患者に迷惑をかけるだけです。

腫れがひどくて、痛みを伴うような場合は切るのは仕方ありませんが、それ以外の医療、つまり抗がん剤や放射線治療は絶対に受けません。もちろん異常がないのに、がん検診を受けるような愚かなことはしません。これだけのことをはっきりいえるようでなければ、がん医療の毒牙から逃れることはできないと思われます。

これまで私が伝えてきたことが十分に理解できていれば、今いったような対応がとれるはずです。これらの対応ができれば、医療の餌食になることはありません。

しかし、ほとんどの人が私の話を聞いてわかったといいながら、医者のいうことにしたがっています。聞いた知識、読んだ知識が確かなものになっていないからです。知識を有効なものにするためには、情報を鵜飲みにしないで確かめることが大切です。おかしいと思うことがあったら、絶対にそのままにしておかないことです。

知識が確かなものになっていなければ、パニックに陥って医者のいうままになってしまうかもしれませんが、抗がん剤や放射線を受け入れることは絶対に避けなければなりません。自分が不適切な生活を続けて作った細胞なら、ほとんどががんもどきです。分裂も増殖もする訳がありませんから、急いで切らなければならない理由はありません。**生活を変えれば切らなくても治る、という強い信念を持つことが重要です。**

人間は生まれながらにして、100にも及ぶ名医を抱えているといわれます。これは生まれながらにして、それだけ病気に対する抵抗力を与えられていることを意味します。抗がん剤のような猛毒物を体に取り入れることは、この大切な名医の活躍を妨げるだけでなく、命そのものを破滅に誘導することになります。したがって、このようなものを安易に使用する医者は、命についての正しい知識を持っていないと考えなければなりません。

命を大切に考える医者は、このような自然に反する医療に手を出すようなことはしません。自然に反する医療行為は、行ってはならないという原則を大切にしているからです。竹内隆医師の投書から20年以上経っていますが、「効果のない抗がん剤で患者を苦しめるだけ」の医療が現在も何事もなく続いています。医者のいいなりになっているようでは、自分の命が利用されるために抗がん剤医療を受け、しかも費用を貢ぐ、という馬鹿な患者に成り下がることになります。

生活環境が変われば末期がんも治る

これまで述べた内容で、抗がん剤がどのようなものかわかったことと思います。放射線医療は、正常な細胞を傷つけ遺伝子を破壊する恐れがありますから、これもリスクの高い治療法です。しかし、最近は粒子線、陽子線、重粒子線とより緻密で高度な医療へと移行し、侵襲性（しんしゅうせい）※においての格段の違いがあるといわれています。しかし、そのためには膨大な設備を要し、治療費も高額になります。それでいながら、すべてのがんに適応するものではありません。

テーラーメード医療や分子標的治療が台頭しています。これは組織の遺伝子を調べて、患者ごとに適した薬を選ぶ個別化治療です。薬が効きづらい患者に使わないことで副作用を軽減し、不必要な治療費を減らせるメリットがあるといいます。製薬各社にとっても、新薬を開発するうえで戦略上不可欠なものになる可能性があるので注目されています。

２０１９年にはシェアが、２００９年の4倍以上になるとの予測もされています。しかし、これは抗がん剤を如何に効率的に使うかというだけで、がんを敵視することに変わりませんから、正しい解決法ではないといえます。

次に、がん幹細胞を叩く方法も考えられています。がん幹細胞は、１９９７年に白血病で見つかっており、他のがんでも存在が確認されたといいます。自分自身を複製する能力を持ち、抗がん剤や放射線治療でも死滅し難いため、再発や転移の要因になっていると考えられています。

現在の治療では、がん幹細胞まで叩けていないそうです。そこで、新手法で再発・転移を防ぎ、根治に道を開こうとしています。これは免疫力を高めて、がん細胞の活動を押さえ込もうとする戦略ですが、画期的な効果が得られず実用化が阻まれていました。そこで、ｉＰＳ細胞を使った新しい治療法が考えられています。

体の免疫機能に関わる細胞には、樹状細胞とT細胞があります。樹状細胞は免疫制御の司令塔といわれ、がんなどの特徴を覚えて他の免疫細胞に攻撃するよう指示します。一方、Ｔ細胞はリンパ球の一種で免疫反応を促す「ヘルパーT細胞」と、樹状細胞からの指令でがん細胞を死滅させる「キラーT細胞」があります。ｉＰＳ細胞を使って、これらの細胞を大量に作り、治療の成果を上げようとするものですが、これもがんを攻撃する手法ですから成果はどうでしょうか。**生活改善で対応できないがんなら仕方ありませんが、がんは叩いて解決する方法から、がんを作らない方法に変わらなければ正しい解決にはならないと考えます。**

これだけ次々と治療法が現れるのは、どれもこれも決め手に欠けるからです。３大治療では思うような成果が上がらないので考えるのでしょうが、いずれも模索状態が続いていることを示しています。免疫力は生活環境がよくなれば自然に備わってくるものですから、医療で無理につけようとしても成果の上がるものではありません。

がん細胞を攻撃するＮＫ細胞（ナチュラルキラー細胞）の存在がわかりましたし、摂取栄養の過剰が重要な要因を占めていることもわかってきました。ストレスが関与することは、以前からいわれてきたことです。これらのことを反映していれば、当然医療は変わっていなければならないのですが、そのような変化は今のところまったく見られません。

現在の医療では、がんは増殖する恐ろしい細胞ということが行き渡っていますから、恐怖で抜け殻同然になっている患者は毒を盛られても、放射線で焼き上げられても反対できません。これらは直接死に繋がるものではありませんから、何をやってもとがめられないのです。がんの処理が済めば、それで治ったことになり、翌日死んでも問題になることはありません。

では、どうしたらいいかというと、１人１人が正しい知識を獲得して、医療と対決するしか道はないのではないかと思います。自分の意思で医療をボイコットするしかないのです。その道しるべになるのは、千島学説をおいて他には見当たりません。

千島学説をみれば、真実を伝えようとする真摯な研究態度があつく伝わってきます。これほど優れた貴重な論文が、今も日の当たらないところで放置されているのです。この論文の真価を知れば、誰が見てもノーベル賞クラスの価値があることがわかります。当時の学者たちが、これを理解できなかったことはわかりますが、ウィルヒョウが「細胞分裂説」を唱えて１５０年も経ってさまざまなことがあきらかになっているのですから、それに応じた変化がなければならないでしょう。しかし、いまだに医療が変わらないのは、医者が変化を望んでいないためと考えられます。

体にとって好ましくない生活が続けば、どこかで不調に見舞われるようになります。体質の遺伝、年齢などで、人によってばらつきはありますが、いつかそのときが間違いなくやってきます。これが生活習慣病といわれている病気です。こんなことは誰でもわかっているはずですが、自分には関係がないと都合のいい捉え方をしている人が少なくありません。

脳梗塞や糖尿病などはその代表格ですが、がんも同じ類と考えるのは末期がんが生活環境を変えたことで治っているからです。**生活環境が変われば、末期がんでも治るのですから、がんは脳梗塞や糖尿病などよりもずっと治り易い病気であることがわかります。**ところが医者は、がんは原因不明で分裂する細胞であるという教育を受けていますから、切らなければ治らないという考えから抜け出せません。

自分が施す医療が、人類に不幸を招くなどとは医者の誰も考えもしないでしょう。そんなことはある訳がないのですが、現実のがん医療はまさしくそのような医療です。抗がん剤を使う医療がはっきりそのことを示しています。そのような薬剤を使う医療が、どのようなものか疑問を持たず、危機を感じない医者が医療に携わっているのです。

※生体内の恒常性を乱す可能性のある外部からの刺激。外科手術、感染、中毒など。

心身の調和
すべてに感謝する心を持つ

がんは慢性疾患ですから、将来は通院医療が当たり前になるという医者が出てきました。慢性疾患は生活を改善することで治す病気ですから、そんなことを改めていう医者がいることに驚きます。がんは糖尿病や高血圧、脳梗塞などと同じで、生活習慣を正しくして治す病気です。そのなかで最も治しやすいのが、がんだと私は考えています。

がんといわれても切る方法を選ぶのでなく、これまでどのような生活をしてきたかをチェックします。**栄養のバランスのとれた野菜を主とした生活に切り替えて、動物性のタンパク質と動物性脂肪を徹底的に排除することです。次に甘いものをできるだけ避けること、漂白が絡んだ白いものもなるべく避けます。腹八分より頑張って六分〜七分でおさえられたら、それだけで食事のチェックは十分**です。

次に、**今まで生きてこられたことに感謝することが大切です。**短い命でこの世から消えていった人たちに比べたら、自分は運がよかったのですから、十分感謝に値します。すると、これからの人生はおまけと考えられるのです。1日でも生きられたら、有り難いことです。1日では不足と考える人と、有り難いと考える人の違いは、どう現れてくるでしょう。不満を持って生活するより、有り難いと思って生きるほうが、運が開けるように思いませんか。感謝の気持ちは、自然界の潤滑油と考えられるからです。

1日でも長く生きたいと思うのは、欲があるからです。欲は生きるための原動力ですからとても大切なものですが、欲張り、強欲などの言葉があるように過ぎると身の破滅に繋がります。そうならないようにするには、コントロールすることが必要です。これも過ぎると無欲になりますから、感心しません。そこで生きるための好ましい欲とはどういうものか、考えてみます。

生きたいという欲は必要ですが、何もせずに生きることを望むのは身勝手です。必要なことをやって、生きることを望むのが妥当な考え方だと思います。命は希望すれば延びるものでないのは誰でもわかっているはずです。それならやることをやって、後は命の創造者にお任せするのが一番いい方法でしょう。

やることとは無論生活の改善です。それをやって、後はお任せですから心配することは何もありません。一切を任せるのですから、この状態にはストレスがまったくありません。

これでがんがなくなるとは断定できませんが、K氏と寺山心一翁氏の末期がんはこのような経過で消えたのだろうと考えています。

私は末期がんを治したという人物に、直接会って体験談を聞きました。寺山一心翁氏は『**がんが消えた——ある自然治癒の記録**』という著書を出版していますので、いずれも単なる噂を取り上げているのではありません。起こったことには必ず理由がありますから、事実を確かめて、その原因をあきらかにすることが大切です。それを怠るから、利用されて犠牲になることに気がつかないのでしょう。

生活を改めればいいといっても、これは簡単なことではありません。いろいろな方法があり、さまざまな条件が伴います。しかも、意識が重要な役目を担っていますから、安易な取り組みでは努力が帳消しになりかねません。そんな面倒なことはいやだ、切ったほうが簡単でいい、という人がいるかもしれません。選ぶのは自由ですから、私の関与することではありませんが、治すのは医者でも医療でもありません。自分がどのように生活を改め、努力をしたかが決め手になるのです。

現在の医学が変わらない限り、がんは切られ、抗がん薬も放射線治療も合法ですから、どちらか1つでも怠ったとなれば医師としての資格を問われることになりかねません。がんは速やかに発見して、速やかに処理することが要求され、一刻の猶予も許されないのです。がんの定義が変わらない限り、こんな医療が続きます。

ところが、おかしなことに肝心のがんを定義するものが見当たらないのです。

極端なことをいえば、「こいつはくすんだ色をしている」、「顔つきの悪い細胞だから暴れるに違いない」というような判定で、治療の対象となるのです。しかも、分裂の予想はあくまでも予想でしかありません。がん細胞の分裂を確認した人は、現在もまだ1人も出ていません。したがって、疑わしいものは早めに完全な処理を行うのがベスト、これががん医療の基本です。

検診で早く発見できたからよかった、とされていますが、その程度のがんは、ちょっと生活を改めれば簡単に消えてしまうものです。がんであるかもしれませんが、がんでないかもしれません。いずれにせよ、取り除いてしまえば、それで終わりですから医者も患者も心配することがなくなります。しかし、それは実体のない亡霊相手に戦っているようなもので、そのために死につながりかねないリスクを負いながら、偽りの医療に翻弄されていることに気がつかない悲惨な患者の姿が浮かんできます。しかも治療にはすべてリスクが伴います。

一方で放射線被爆が原因でがんになった場合、現在の医療では治す方法がありません。治療に全力を傾けるといっても、対症療法で症状を和らげることしかできません。いかにして免疫力を高めるかが課題ですから、免疫力を失う抗がん剤や放射線に期待をかけるのは愚かな方法です。

放射線被爆によるものでも、一般のがんでも抗がん剤のような免疫を阻害するものは使わないほうが賢明です。それなのに使うのは、がんは分裂する細胞ということが頭の中にあるからで、成算のない破れかぶれの方法であることがわかると思います。これに対して末期がんといわれながら治ったのは、新生論が確かなもので、分裂論が空論に過ぎないことを物語っています。

古い記憶が浮かんできました。人気キャスターだった逸見さんの例です。スキルスがんを次々と切られて、3キロにも及ぶ内臓が摘出されたと聞いています。当時はがんについてあまり関心がなく、何も知らなかった私でも、「そんな大量の内臓が取り出されて、どうやって生きられるのだろうか」と単純な疑問をもちました。

今はそんな無茶な医療は見られませんが、抗がん剤も放射線も生命を大切に考えるなら、問題のある方法に変わりがありません。これは**「病気はすべて治るべきで、そのためには体に害になることでも行うべきである」という医療の間違った姿勢にあると思います。**病気には如何に手を尽くしても治らないものがあります。それはそっとしておくのが賢い方法で、手段を選ばない強引な医療は間違いであり、行うべきではないのです。

現在の常識では治療もせずにがんが治ることは考えられないことでしょうが、常識では理解できないことはいくらでもあります。でも、無関心で考えることを放棄してしまえば大切なことを見のがしてしまいます。

この状態は、カルト宗教に嵌っている状態とよく似ています。まさか医療の世界に同じようなことがあるとは想像もできないでしょう。かりに気がついたとしても医療を拒否する決断ができるかどうかです。非常識の鎖を断ち切ることになるのですから、半信半疑では決意にはつながりません。「この医療なら離れても大丈夫」という信念と決意が必要です。

このような場合、私はいつも自然と対話します。自然に聞けば、間違いのない答えが返ってくるからです。科学がいくら進歩したといっても、宇宙から見ればとるに足らないものです。自然に問いかけると、次のような答えが返ってきます。**「あなたの命は、自然からい**

ただいたものでしょう。それなのに、そんな毒物を受け入れる生き方をしているようでは命を与えた意味がありません。お返しください。そのままでは悔いの残る生き方になります。生まれた意味がなくなるでしょう」と。

さらに「必要だから生きていられるのです。そのことに気がついていない人が多いようです。健康でいることが大切なことは誰でも知っていますが、思いだけで健康を保つことはできません。自分で考え正しい知識に基づいて、努力するから健康が得られ、病気は正しい生活が行われているかどうかを教えてくれているのです。それをないがしろにして、安易に医療に依存するようではかえって健康をそこなうことになります」。

そんな答えがかえってきます。

自分が自然の一部であることを忘れると、どこかで必ず反動が起こります。がんは、それを知らせてくれる貴重な警告であるといえるでしょう。

自然は調和を求めて、障害になるものを除こうとします。その意思が様々な自然現象を起こすものと考えます。不調和を知らせる自然現象ががんであるとすれば、切ることが最良の手段とは思えません。

今まで想像もできなかったことに命を委ねるのですから、とても勇気のいることでしょう。無関心のままなら勇気などいりませんが、大きな代償を払わなければなりません。それがわからなかったために、貴重な命を無駄にしてきた人の数が膨大になっています。地球環境問題評論家の船瀬俊介氏は、戦後60年有余でこのような破廉恥な医療で犠牲になった人は１５００万人以上になると試算しています。これは太平洋戦争の犠牲者の５倍以上の数で、誇張した数とは思いません。その１人にならないように、と切に希望します。

遺伝子による医療の先取りは賢明な選択か

アメリカの女優アンジェリーナ・ジョリーさんが遺伝子検査の結果、87％の高い確率で乳がんになることがわかったので、予防のための手術に踏み切ったというニュースが世界をかけ廻りました。母親ががんで苦しんで死んでおり、子宮がんになる確率も50％といいますから、不安にかられるのはもっともだと思いますが、私には軽卒な行為のように思われます。理由は環境によって遺伝子の働きが変わるといわれているからです。

手術に対する評価は賛否両論あると思いますが、世界中の人を驚かせたことは間違いありません。このようなことは20年前頃にも、話題になっていました。そのときは遺伝子検査でわかったからといって、簡単に手術をするのはどういうことだろうと疑問を持っていました。その後、話題になることはなくなっていたので、「やはり愚かな行為だと気がついたのだろう。それでやる人がいなくなったのだろう」と考えていました。ところが、また同じことが起こっているので改めて考えてみました。

当時から20年以上もたっていますので、遺伝子検査は相当進歩しているとは思いますが、それでも一度の検査で手術に踏み切るのはどうかと思います。今回パートナーのブラッド・ピットさんも賛成していることもあり、相当マスコミを賑わしました。

私は医者ではありませんし、生物学者でもありませんが、この件については大変興味があります。遺伝子検査値に異議を申し立てるつもりはありませんが、遺伝子は生活環境によって変化すると考えています。したがって、生活環境を変えて、しばらく経ってから再度検査をしても遅くはないと思います。今まで伝えてきた方法で生活環境を変えて6か月もしたら、データが変わっているのではないでしょうか。

１９８５年米国立がん研究所のデヴィータ所長が「がん細胞は自らの遺伝子を変化させ、忽ち抗がん剤の毒性に耐性を獲得してしまう」と議会で衝撃的な証言をしたことは前に伝えました。

さらに、利根川進氏は１９８７年、アメリカで行われたシンポジウムで、遺伝子が変化すると発表してマスコミの度肝を抜いたといわれています。遺伝子情報はＤＮＡに書き込まれており、指紋のように一生その形は変わらないから、その人を特定する決め手になります。しかし、血液成分の一部であるリンパ球の「Ｂ細胞だけは自らの抗体遺伝子を自在に組みかえて、無数の異物に対応する無数の抗体を作ることができる」といい、これを証明しています。この功績で利根川氏はノーベル賞を獲得しています。

２０１３年5月26日の日経新聞朝刊で、食生活やストレスといった後天的な要因で遺伝子の働き方が変わることがわかってきたと伝えています。これは「エピゲノム」と呼ぶ現象で、がん、精神疾患の新薬開発や生活習慣病の発症予測といった新しい医療につながるかもしれないと期待されていますが、遺伝子が環境によって変わるのであれば難しい課題だといえそうです。

遺伝子を調べて体質に合う抗がん剤を選択する「分子標的薬治療」も、遺伝子が耐性を獲得してしまえば、その抗がん剤は無効になってかえって副作用で苦しむことになります。そもそも生活を改めれば解決する病気に猛毒を使って解決しようと考えることがナンセンスで、幼稚としかいいようがありません。

アンジェリーナ・ジョリーさんがキャンベル博士の検査にあったような、中国人並みの動物性タンパク摂取量の低い生活をしていたとは考えられません。そこでタンパク質の量を可能な限り少なくした生活（動物性タンパク質が5％以下）に変えて、３か月ないし6か月の期間をおいてもう一度検査をしたら、どのような結果になったでしょうか。素人の考えと無視するのはかまいませんが、手術はそれから考えても遅くはなかったのではないでしょうか。数値は変わっていた、と私は思います。

科学は常に進化しています。今まで正しいと思われていたことが、間違いであったということは珍しくありません。当然、医学でも同じことが起こります。この本を書くキッカケになったのは、私のような医者ではないものでもわかる矛盾を、専門医が無関心のまま放置している状況があるからです。これが、どれほど患者を苦しめ、害を与えることになっているかを知ってもらいたかったからです。間違いであることがわかったら、速やかに訂正する勇気を持って欲しいと思います。これは良心の問題です。

第3章のまとめ

◆栄養のバランスのとれた野菜を主とした生活に切り替えて、動物性のタンパク質と動物性脂肪を徹底的に排除すること。次に甘いものをできるだけ避けること、漂白が絡んだ白いものもなるべく避ける。腹八分より頑張って六分〜七分でおさえられたら、それだけで食事のチェックは十分。

◆生きたいという欲は必要だが、何もせずに長く生きることを望むのは身勝手。必要なことをやって、生きることを望むのが妥当な考え方である。

◆千島学説の特に注目するのは、「著しい環境変化が細胞の逆分化を促す」と主張していること。

◆生活環境をがらりと変えて、文明の象徴である贅沢な食事から粗食へと変えることが必要。

◆健康を保つためには、腸が健全であることが何より重要になる。

第4章
人生をかけて、私が伝えたいこととは

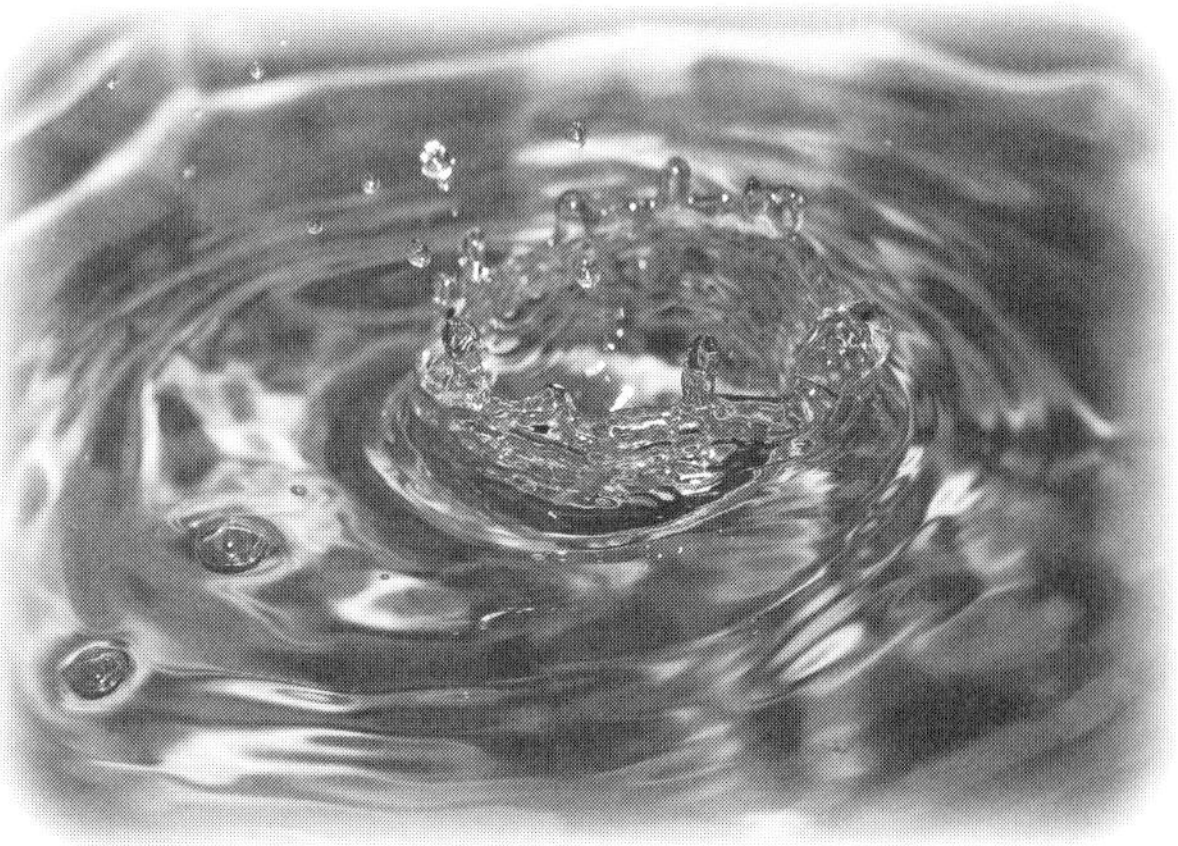

歴史から抹殺された2つのレポート

この記事は医療ジャーナリスト船瀬俊介氏のレポートによるものです。

1977年、アメリのマクガバン上院議員主導で栄養と健康問題を調査して、約5000ページに及ぶ膨大な報告書が造られました。これが**「マクガバン報告」**（Mリポート）です。その内容は「先進国の食生活は根本から間違っていた」という驚愕的なものでした。「我々はまったく馬鹿だった。まったく無知だった……」。これは同委員会メンバーの1人であるケネディ議員の嘆きですから、如何に衝撃の強いものであったかを物語っています。「先進国の食事はまったく不自然で、酷い食事になっていた。そのことに誰1人気づかなかった」、「こんな内容の食事が、先進国に多いがんや心臓病、糖尿病も生んでいた」、「我々は即刻食事の内容を改めなければならない」（Mリポート）。

これは、**文明の象徴である高カロリー、高タンパク質、高脂肪、高砂糖、高精白の「五高」食が健康に及ぼす影響についてのレポート**です。これらの多量消費が、現在生活習慣病といわれる**がん、心臓病、糖尿病、脳卒中、精神病、難病などの多発原因**であることを伝えるものでした。

「これらの病気から解放される方法は、食生活の改善であり、五高並びに食事の量の半減である」という内容でした。ところが、このレポートによる勧告が、全米食品業界からの猛烈な反発を受けます。その凄まじい攻撃によって、マクガバンは政治生命を断たれてしまいます。大統領候補にまで押されたほど優秀な政治家が、アメリカ人の健康を憂いたことで政界から追放されてしまったのです。

当時の日本は先進国の仲間入りをして、欧米化された食事によって健康が危惧されるようになっていた頃です。１９７４年の日本のがん死亡者数は約13万人です。しかも、毎年の死亡者増加数が平均６０００人にも達していました。この「Ｍレポート」は、広告の減収を恐れたマスコミが黙殺したために人々の記憶から消されてしまいました。日本でもマスコミが完全黙殺したために存在すら知らされていません。

次に、１９８３年から10年の年月をかけて、中国を舞台に調査された栄養レポート「チャイナ・スタディ」があります。これは「チャイナ・プロジェクト」と呼ばれる大掛かりな疫学調査で、米国のコーネル大学、オックスフォード大学、中国衛生部、中国医療科学研究院が参加しています。指揮をとったのは著者のT・コリン・キャンベル博士で、中国全土65郡の成人6500人に関する徹底的な栄養健康調査です。

研究費は中国側が5～6億円、アメリカ側が3億円弱でした。米国で同様の調査をしたら10倍の費用がかかったといわれるほど大掛かりなものでした。「ニューヨーク・タイムズ紙」はこれを「疫学調査のグランプリ」と激賞しました。**このレポートが伝える最大の警告が「動物タンパク質こそ、史上最悪の発がん物質である」という衝撃的なものでした。**

この衝撃的な内容に食品業界、隷属する栄養学界、背後にある穀物メジャー、石油メジャーなどの巨大勢力が猛裂に反発しました。その圧力によって、またしても歴史のページから消されてしまったのですが、これが最近奇跡的に蘇りました。日本でも2009年に**『葬られた「第二のマクガバン報告」』**という題名で出版されました。著者はキャンベル博士と息子のトーマス・M・キャンベル、松田麻美子訳、上中下各1800円（税抜き）、グスコー出版です。

発がん物質の代表にアフラトシキンがあります。ピーナツのカビ毒です。実験結果は、動物性タンパク質5％の低タンパク質群では病巣の発がんは0です。ところが、そのタンパク質の量を20％に増やすと病巣は5倍に成長しました。一方、アフトラキシンはまったく関係がないという衝撃的な結果が出ました。豊かさの象徴である動物性タンパク質の増加が、まぎれもないがん誘発の原因であり、アフトラキシンはまったく関係がないことがわかりました。この動物性タンパク質の量が10％を超えると急激にがんの病巣が拡大し、逆に5％に半減するとまったく変化しないことがわかりました。

次に、数百匹のネズミを使った大規模な実験をしています。結果はアフトラキシンを全ネズミに投与したところ、20％のタンパク質を与えられたネズミは、100週までにすべてが肝腫瘍で死ぬか、肝臓がんで死にかけていました。ところが、5％の低タンパク質食を与えられたネズミは、すべて元気で動き回っていました。「スコア100対0で、このような研究では決して見られない現象だった」とキャンベル博士が伝えています。

さらに、実験の途中で一部のネズミを高タンパク質から低タンパク質に変えてみたところ、腫瘍の成長が35～40％も少なくなっていました。ところが、低タンパク質から高タンパク質に変えたネズミは、一生の半ばで腫瘍の成長が再開していました。博士は栄養摂取の操作で、がんの進行を「ON」にしたり「OFF」にしたりすることが可能だと結論づけています。

このように食事によって、がんを作ることも減らすこともできるのです。この実験の結果から**「動物が必要とするタンパク質の量を超えたとき、病気が始まる」と博士は断定しています。**

動物性タンパク質（牛乳に含まれるカゼイン）と、植物性タンパク質（小麦に含まれるグルテン）を比較すると、カゼインはグルテンの8倍も発がん性が高いことがわかりました。大豆のタンパク質の場合も、小麦と同様の結果となりました。これで**動物性タンパク質は必要量を超えると、爆発的に発がん性が強化される**ことがわかります。

米国のイリノイ医学センターの研究でも、カゼインの摂取量が多いほど、乳がんの発生を促すことが明らかにされています。また、**動物性脂肪（肉脂肪、バター）の摂取量が多いほど、乳がんの発生をうながす**こともわかりました。植物性脂肪摂取では、そのような傾向は見られません。牛乳、バター、肉類を好む女性のほとんどが、乳がんで死亡する確率が高いということです。

アメリカ人の食事は総カロリーの15～18％がタンパク質で、そのうちの80％が動物性です。中国ではタンパク質が9～10％で、そのうち動物性タンパク質はわずか10％です。コレステロールの平均値は、アメリカ215ml／dlに対して中国は127mg／dlですから、100ポイントも低かったことになります。

動物性タンパク質の摂取量が多いと悪玉コレステロールの数値を上昇させるので、当然がんや心臓病などの生活習慣病が増加することになります。このリポートは、中国人の植物食を礼賛する反面、欧米諸国の動物食に偏った誤りを指摘しています。キャンベル博士は後半で「産業界に隷属する科学の暗部、国民の健康に背く米政府、病気で肥え太る医療利権」を痛烈に告発しています。

このため、このレポートは米政府、医学界、産業界から完全に封殺されてしまいました。かつてのマクガバン・リポート同様の憂き目にあってしまったのです。したがって、この報告書の内容を知る人はほとんどおりません。それを日本の小出版社が蘇らせたのですから、この労を心から讃えたいと思います。

このレポートを通して、最も注目しなければならないのが**「がんは動物性タンパク質の増減によってコントロールできる」**ことです。五高（高カロリー、高タンパク、高脂質、高砂糖、高精白）の減少に努力すれば、がんは少しも恐ろしいものでないことがわかります。

牛乳を多く飲むとがんになりやすいという記事を見たのは、30年も前のことです。このときは本当かなと半信半疑でしたが、今思うとこのとき、何らかの形でこのレポートの内容が伝わっていたのだろうと思います。やはり、火のないところに煙が立つことはないのです。酪農のさかんな国ほど、がんの発生率が高いといわれていますが、当然かもしれません。

マクガバン・レポート、第二マクガバン・レポートから、がんの重要な手がかりがつかめたでしょうか。**最大の原因は、動物性タンパク質を主とする高カロリー食にあります。**

これは極めて重要な発見です。**動物性のタンパク質の量を4分の1に減らせば、がんが消えてなくなるのです。**このことから私は、下田での食事を思い出していました。カロリーを4分の1に減らすことは、そんなに難しいことではありません。下田のときもカロリーが低くて、お腹がすいて困った、という記憶はありません。むしろ体調は良好でした。そこから考えると、**人間は食べ過ぎのため、病気になっている**と考えても間違いではないようです。

もうひとつのがんで死なない生き方

東京大学医学部准教授の中川恵一氏の最近の著書『がんで死なない生き方』を読みました。がんは遺伝子にできた傷が積み重なってできる突然変異の細胞である。理想的な生活を送っていても運悪くがんになることがあるから、適切な生活習慣を心がけるだけでは駄目で、早期発見して完治させる必要がある、という内容でした。

生活が関係あるといいながら、生活改善がすっぽり抜けて治療しか念頭にないのは、なぜでしょうか。著者は放射線の専門医ですから、当然その方面の治療が多くなるのでしょうが、いずれにせよ生活の改善ではがんは治らない、速やかにがんを処分する以外に治す方法はないと考えているようです。

早く処理すれば完治するといいますが、原因が不明で突然変異するのですから、治療をしてもまた突然変異で再発する懸念が残ります。これでは完治とはいえないと思います。がんの根を取り除くことができて初めて治ったといえるので、このことを全然わかっていないようです。草は根をとらなければ、また芽が出てくることくらい子どもでも知っています。

今までにも述べてきましたが、150年も前に、がんは原因もなく突然現れて、際限なく分裂増殖して宿主を死に至らしめるといい出したドイツのウィルヒョウがいます。これが学説として認められ、現在のがん医療に強い影響を与えています。中川恵一氏もその影響を受けている1人のようですが、その上突然変異説を持ち出しています。これも証明しようがありませんから、単なる妄想にすぎないといわれても仕方がありません。

患者の恐怖をかき立てるには都合のいい主張ですが、がんの原因がわかっている人には通用しません。荒唐無稽といわれても仕方がないものですが、これが大学の准教授でがんの専門医の発言であることをはっきり認識しておくことです。

仮に彼がいうように、がんが突然変異で分裂する細胞であったとしても、そういうものを作る体質になっていると考えるべきです。

現在の医療はおしなべて免疫力を失うことに配慮が欠けています。がん治療はその最も顕著なものです。最近になっていろいろなことがわかってきましたが、中川氏のいうことを見ると、がん医療は何も変わっていないと思われます。古い考えから抜け出せない人物が指導的立場にいるのですから困ったものです。

私のような医者ではない者でも、現在の医療のもたらす結果がどのようなものかは理解できます。正しい方法でなければ病気が回復できても、一時的なもので見せかけに過ぎません。しかも原因が不明のままで、手段を選びませんから必ず反動が起こります。それはすぐには現れないのでだまされていることに気がつきませんが、人間をだますことはできても自然を操ることはできません。必ず不都合なことが現れます。

中川恵一氏は、「変異を起こさせやすい環境を作るもの」が生活習慣、喫煙、ウイルス、ピロリ菌などであるとややこしい説明をしていますが、生活習慣ががんの原因であることは知っているのです。それが抜けてしまうのは、がんは突然変異でできた細胞であるという思いが強いからでしょう。しかし、正しい方法をとればこの細胞は消えてなくなりますから、変異でなく生活が作る細胞と考えるのが正しい捉え方です。

起こさせやすいなどと自信のない説明をするのは、がんになる原因を正しくつかんでいないからです。生活を変えれば末期がんでも治るのですから、突然変異はあり得ません。

さらに次のようにいっています。「がんの原因はタバコが3割、生活習慣が3〜4割、後は不明、突然変異です」。

生活習慣のウエイトはそんな低いものではありません。末期がんが治った例を見ると、生活習慣と意識による変化で１００％を占めていると考えられます。また、中川恵一氏は「早期検診を受けて治療をすれば９割以上が完治する。早期に発見して最初の治療をしっかり行えばまず再発の心配がないが、再発したり、進行がんではかなりの確率で根治は難しくなるから早期検診が重要だ」と主張しています。しかし、治療をしなくても末期がんは治るのですから、早期のがんならもっと簡単に治ります。

がんを初期に見つけて始末すれば再発の心配がなくなるから安心といいますが、生活が原因でなったがんは治療の必要がありません。生活を変えて治すべきものですから、治療にかかる時期が早かろうが遅かろうが関係ありません。治療の必要がないのですから、早ければ治る、再発の心配がないというのは当然なことですが、リスクが伴う治療ならそうともいえません。

中川恵一氏は著書の中で盛んに検診を奨励していますが、その目的は生活の改善でなく、あくまでも治療です。そのことに気がつかないと罠にはまります。**本当に大切なのは治療**

でなく、生活の改善です。何も異常がないのに検診を受けるのは自分から地獄の扉を開けに行くようなものです。

中川恵一氏も間違った教育を受けていることに気がついていない1人ですが、これはすべての医者にいえることです。したがって現在のがん医療を正面から見ても何も見えてきません。疑うことができて初めて正しい姿が見えてくるのです。それほどがん医療は欺瞞に満ちた医療ですが、ほとんどの人がそのことに気がついていません。これが日本だけでなく世界中で行われているのですから大変なことです。

元慶応病院放射線科医師近藤誠氏の発言からも考えてみましょう。

近藤氏は女性の乳管内のがんが小さくなったり消えたりするケースを沢山見てきたことから「乳管内乳がん」と呼ばれている症状は、女性ホルモン反応が強く出た「乳腺症」にすぎないと結論づけています。その乳腺症を放っておいたら大変だと、乳房を丸ごと切り取っているのが現在の乳がん医療です。乳がん検診は、このような単なる乳腺症にメスを入れて根こそぎ取ってしまうための検査です。それを切らなければ大変なことになる、と脅しているのです。

しこりがあるから早く検査しなければ、と考えるのはとんでもない間違いです。分裂するとか増殖するというのは根も葉もないことですから、そんなことは無視して、食を改善しポジティブな心を持ち続けることが大切です。３か月も経って調べれば、何らかの変化が現れているでしょう。

宣伝につられて検診を受けるのは医者の思うつぼに嵌ることになります。乳がんも子宮がんも切って治すものでなく、生活環境を変えて治すものです。乳がんも子宮がんも分裂することを証明することはできませんし、今後も証明できる人は現れないと思います。なぜならいずれも生活によって作られる細胞（新生細胞）だからです。

生活の改善で治るがんと外的要因のがん

150年前にドイツの生物学者ルドルフ・ウィルヒョウががんは宿主が死に至るまで限りなく分裂増殖するといいましたが、これをすべて間違いであると決めつけることはできないかもしれません。というのは、がんには分裂する細胞と、そうでない細胞があると考えられるからです。

1つは放射能やアスベストのような外的要因でできるがんであり、もう1つは生活環境で造られる2種類があるのです。この2種類を一緒にして考えたことが、現在の混迷医療を作る原因になったのだと思います。

内的要因でなったがんは、内的要因を改めれば治るがんです。したがってこのがんを医療で治そうとするのは間違いで、内的要因である生活環境を変えて治すものです。ただし、腫れて苦痛が伴う場合は医療の助けがいりますが、根本は医療でなく原因である生活環境を改めて治すべきものだと考えます。抗がん剤や放射線に頼るのは間違いで、むしろ症状を悪くするだけなのです。

さらに、内的要因が主な原因でなったがんは、近藤誠氏のいうがんもどきの要素が大きいと思われますから、手を加えずに様子を見るのが賢明です。しかし、生活環境の改善がなければ、原則的に治ることは考えられません。

一方、外的要因でなったがんは、残念ながら治す方法はないと考えるべきでしょう。タバコが原因であるといわれるがんがありますが、体にはいい訳がないのですからこれが原因で重症化したがんは治しようがないと思います。

がん医療の間違いはこんな簡単なところから起こっているのです。証明もできない空論を通用させてしまったことからがん医療の迷走が始まりました。現在もその状態が続いていますから、簡単にはこの呪縛から逃れることはできないと思います。医療から離れてもがんを治している人がいることを人ごとにしないで、「なぜ」と考えることが大切です。その「なぜ」を疎かにしてきたことがこのような愚劣な医療を容認してきたのです。

くどいのを承知でいいますが、**がんの早期発見が重要なのは、生活の改善のためで、治療のためではありません**。生活環境を変えれば治るものを、猛毒を使ったり、放射線を使ったりして治そうとするのですから体は悲鳴を上げます。毛髪が抜け、粘膜がただれて、食事も喉を通らなくなるのは、それだけ危険な状態におかれるということです。
まともな判断ができれば、これほど愚かな医療はないことがわかるはずです。そこで、末期がんから解放された2人の軌跡を、もう一度細かく振り返ってみることにします。新しい発見があるかもしれません。

K氏は国会議員です。鬼のKといわれるようになったのは、相手の政治生命を脅かすほど、鋭い舌鋒を駆使してきたからです。政治の世界は強いものが生き残る過酷な世界だといいます。その彼ががんから解放されたときは自称鬼のKから仏のKに変わっていました。この変化は重要な手がかりになるでしょう。

がんが治るためにはK氏の免疫力が向上して、病気に対する抵抗力が高くなっていなければなりません。そのための大きな要素が、摂取カロリーの著しく低い食事と魂のレベルの向上にあると、私は考えています。

魂のレベルが上がるとどうなるのでしょう。物事へのこだわりが減りますから、ストレスに強くなります。がんを減らすために最大のネックとなるのが、ストレスであることは周知の事実です。**「ストレスが少ない生活はがんになりにくくなり、多ければなりやすくなる」**。これは誰でもわかることでしょう。

さらに性格が穏やかになり、くよくよしなくなります。なるようにしかならないと物事を単純に考えるようになります。生きているのではなく、**生かされている命であることに気がつきますから、自然に逆らった身勝手な生き方を反省するようになります。**命は自然が与えてくれた貴重なものですから、感謝の気持ちが大切なことに気がつきます。自然が与えてくれた命は、自然の中にあってこそ生かされるもので、自然から離れるほど生命が脅かされるのです。生命の源は愛で、愛によって生まれ愛によって育まれていることに気がつきます。

反対に、魂のレベルが低い状態では、性格がきつくなり怒りやすくなりますから、争うことが多くなります。くよくよして心配事が絶えず、ストレスが溜まりやすくなります。命をあまり重要とは考えないので、生活が不摂生になります。感謝するより不満のほうが多くなります。あげたらきりがありませんが、これだけ比較しても大変な違いがあることがわかると思います。

このようなネガティブなエネルギーを抱えていた人間が、ポジティブなエネルギーを持つように変わったらどのようになるか想像してみてください。

鬼のKでいたときは、たえずネガティブなエネルギーを取り込んで、それを周りに発散する生活が続いていました。家族の皆がピリピリしていたことがそれを裏付けています。このようなことは生命にとっていいほうには働かず、ストレスの多い生活になり、がんのみならずあらゆる病気になりやすくなるのです。

研修の食事は質素で量も少なく、通常の3分の1と考えてもよさそうです。これでがんが治るなら、がんだけでなくあらゆる病気にも通用すると考えてよいと思います。我々がいかに食べ過ぎから病気を引き寄せているか、気がつかなければなりません。

この地球には飢えで苦しみ、死亡している人が多く存在します。この現実を変えるには飽食を改めるしかありません。動物は生きるために食べますが、人間の食には楽しむことが加わります。生きる上では大切なことですが、一方では、飢えで苦しみ死んでいる人がいる事実に目を向けてみましょう。

簡単なことですが、がんになる人は、がんになる生活をしていると考えることができます。ですから、その生活を改めればがんが作られなくなります。その状態が続けば、末期がんでも治ってしまう、と考えることができます。

では、気功を受けるようになってK氏のがんはどのように変化していったのでしょうか。

気を受けると、いいエネルギーを補充することになりますから、免疫力が高まります。生命について考えるようになり、心と体の調和を意識するようになりますから、心の持ち方がネガティブからポジティブに変わります。

加えて、体にとっていい食生活とはどういうものかを学べます。食生活がよいものに変われば、いい細胞が作られるのでがんは自然に消えていきます。末期がんが治ったのは、これらの変化によるものと考えることができます。しかし、わずか3か月で治るとなると、まだ気がついていないことがあるのかもしれません。

食生活の改善と魂のレベルの向上

それではここで、もう1つの例で考えてみましょう。末期がんで余命幾ばくもない、といわれた状態から見事立ち直った寺山心一翁氏の話です。

K氏と同様、寺山氏も長年、身勝手な生活を続けてきた結果、腎臓が腫れて摘出しなければならなくなったそうです。詳しいことは、彼の著書『がんが消えた―ある自然治癒の記録』ほかがあり、自分の体験から講演にも臨んで、がん治療の間違いを伝えている方です。

腎臓を摘出した時点で肺と腸にも転移していることがわかり、余命2か月の宣告を受けます（正確には、転移というのは間違った捉え方で、別な部位で新しいがんが発生した、と考えるのが正しいのです）。彼も抗がん剤の使用で脱毛や嘔吐に悩まされました。

同室の仲間が次々と姿を消してゆく中で、今度は自分の番ではないかと考えるようになり、だんだんいたたまれなくなって主治医に問いかけます。「この治療は間違いではないのか」と。それに対して返ってくるのは「間違いない。本にちゃんと載っている」というつれない返事でまったく相手にされませんでした。

副作用の酷さにも辟易して抗がん剤は中止してもらいましたが、術後から臭覚が鋭敏になって院内の臭気に耐えられなくなっていったそうです。そして、「どうせ死ぬなら自分の家で」と考えると、一刻も早く抜け出したい思いに駆られました。しかし、退院したいと思っても、なかなか許可が出ませんので部屋を抜け出して、屋上で寝ることを考えました。

毛布とともに病室から消えた寺山氏を巡って、大騒動になりました。病院側は危険で厄介な人物と考えたのでしょう。このことで退院許可が下りましたが、がんを抱えた体ですから、当時は無謀としか思われませんでした。しかし、この無謀な行動が彼の運命を大きく変えることになったのです。

死ぬ覚悟で退院して、我が家にたどり着いたものの、肺と腸にがんを抱えた身ですから大変なことです。痛む胸に手を当てて、やせこけた肋骨をさすりながら、これから先のことを考えました。手が心臓の鼓動に触れたとき、「そういえば心臓は止まることなく、ずっと働いていているなあ」と気付いて、**無性に感謝の気持ちが湧いてきました。**思わず「心臓さん、ありがとう」と声をかけていたそうです。

「胃」にも「腸」にも「手」にも「足」にも同じように「ありがとう」「ありがとう」と声

をかけていました。当然なことだと思っていたため、今までこれらの臓器に感謝することがなかったことに気がついたのです。

腫瘍のある「肺」に手をおいたとき、なぜか「ありがとう」だけではいい尽くせない思いが湧いてきて、どんな言葉をかけたらいいだろうと考えました。そのうち**突然天から降ってきたように浮かんできたのが「この腫瘍は自分が作ってしまったんだ。自分の子どものようなものだ。ごめんね、愛してるよ」という思いがけない言葉でした。**

自分勝手な生活をしてきた報いとはいえ、こんな体になって、年老いた両親より先に死んでゆく親不孝を考えると、本当に申し訳ないと思われました。そう考えているうちに、無性に悲しくなってぼろぼろ涙が出てきて止まらなくなりました。そんな状態がしばらく続いているうちに、次第に痛みが遠のいて、いつの間にか深い眠りに陥っていました。

翌朝、目が覚めると不思議なことに痛みが消えていました。久しぶりの深い眠りでした。それをしおにどんどん症状が軽くなっていきました。どうしてなのか、わかりませんが、痛みが消えたのです。それ以来「ごめんね」「愛してるよ」と腫瘍に声をかけるのが日課になりました。

残された命の期限は僅か2か月です。その時間を悔いの残らない生き方にするにはどうすればいいかを考えました。悔いがないようにいいと思うことは何でも挑戦しようと決めました。

呼吸法に注目し、朝日を拝み、太陽に感謝し、自然をないがしろにしてきた今までの生活に決別しようと、ヨガを通してオーラやチャクラも理解しようと考え努力しました。今まで育ててくれた両親への感謝を忘れていたこと、自分が独りで生きてきたのではないこと、先祖との繋がりに無関心でいたことに気がついて、仏壇に手を合わせるようになりました。

あまりの変わりように、奥さんが「いよいよかな」と思ったほどだったと笑います。ここで、がんはまったく忘れられた存在に変わりました。治る・治らないなど、そんなことはどうでもよくなっていたからです。きっとがんも体にとどまる理由がなくなったのでしょう。いつの間にか、がんが消えていました。これはK氏と同じで、病気であることを考えなくなるのはとても重要なことであると思います。

寺山氏は、気功を知識として理解しているだけですから、この点で治った環境はK氏とは違います。**共通することはやはり食生活の改善と魂のレベルの向上の2つに行き着くと考えられます**。与えられた命に対して感謝することが大切だ、と思うようになったのは、命が無条件の愛で育まれていることに気がついたからです。この感謝が奇跡を起こした最大の原因でないかと思います。

命の長さは生まれたときに、ほぼ決まっているようです。しかし中には決まっているはずの寿命が延びることがあります。K氏や寺山氏がそれに該当します。2人は医療から離れることができたから助かったので、もし医療にしがみついていたらずっと前に死んでいたはずです。

延命の鍵は、魂のレベルにあり、がんという病気は魂のレベルを上げる絶好の機会ということができそうです。

中川恵一氏は著書の中で「早期発見・早期治療が必要、そのために検診が大切だ」といいますが、私にいわせれば、**「がんで死なない生き方をするには、がん治療をしないことである。そのためには、がん検診は安易に受けないことが重要である」**となります。

がんは命の本質が問われる病気である

現在、がんは2人に1人がかかる病気といわれています。一般に、大変な病気だと恐れられています。ところが、末期がんになっても治る人がいることがわかりました。宿主が死ぬまでがんが増え続けるというのも変ですし、恐ろしいというのもピンときません。死ぬまで増え続ける細胞なら、死ぬ前に治ることはあり得ないからです。

医者は、がんとは戦って征服することしか考えていません。効きもしない抗がん剤で治そうとしていますから、このようなものは医療とはいえないものです。

一方では、生活を変えることで末期がんが治っている人がいます。この落差があまりに大きすぎますし、どちらに信憑性があるかといえば文句なしに後者に理があります。しかし、これを決めつける手段がなかなか見つかりませんでしたが、16年目にようやく千島学説にたどり着きました。目から鱗が落ちる、というのはまさにこのことをいうのでしょう。

最近、遺伝子の研究が盛んになり、次つぎと新しい医療が開発されています。iPS細胞を利用して、新しい細胞を造り、組織を新しくすることが可能になりつつあります。抗がん剤も遺伝子診断を利用して、適否を見極めれば無駄な投与が減りますから、患者の負担も軽くなり、経済的にも有利になります。

「分子標的薬」と呼ばれる製品も台頭して、薬剤メーカーがしのぎを削っています。中外製薬は親会社のスイス製薬大手ロシュと連携しながら、乳がん治療薬「カドサイラ」ほか10種類の分子標的薬を開発。既存薬で起こる脱毛などの副作用を抑えられる、としています。エーザイは甲状腺がん治療薬「レンバチニブ」の製造販売承認を日米欧で進めています。独製薬大手ベーリンガーインゲルハイムの日本法人は、肺がん治療薬「ジオトリフ」を発売。米ファイザーは肺がん治療薬「ザーコリ」の遺伝子診断検査で、体に負担の小さいものを無償で提供しています。

がん細胞は、体の同じ部位にできたとしても遺伝子レベルで種類が異なることがわかっているので、事前に遺伝子検査をして使えば効果の予測ができます。無駄な投与を回避でき、患者の負担も少ないので、分子標的薬の市場は2009年190億ドル（約1兆9千億円）が、2019年には450億ドルになるとの試算があります。このうちの3分の1が、がん分野になると予測されています。
このように分子標的薬に大変な期待が掛かっていますが、分子標的薬もがんを叩いて治すという医療ですから、がんを敵視する医療の基本は変わっていません。これはがんが分裂する細胞と考えることが基礎にあるからです。しかし、それでは治療もしないのに末期がんが治る説明ができません。

ノーベル医学賞の京都大学の山中伸弥教授はｉＰＳ細胞と、がん細胞は裏と表の関係だといいます。何かキッカケがあれば簡単にがん細胞に変わるのです。私はがんになりやすい生活環境ががん幹細胞を刺激するからがんが増えるので、がんになりにくい生活環境を続ければ、がん幹活動細胞の活動が停止するためがんが減ると考えています。その考えからいけば、当然がん幹細胞が分裂して増殖することはありません。

分子標的薬が使えるから、ラッキーなどと考えていたら大変です。確かにむだな薬剤を使わなくて済みます。正常な細胞が痛めつけられることも少なくなりますが、これはあくまでもがんを処分するだけで、がんを治す治療ではありません。分子標的薬といっても猛毒ですから、体に負担がかかることは変わりません。

がんが縮小して目視できなくなっても、がんになる体質が変わらなければ再発を免れることはできません。がんにならない体質に変わって初めて治ることができるので、がんを処分するだけでは治すことはできません。その証拠に再発の恐れが消えていないはずです。ほとんどの人が、がんを始末すれば治ると思い込んでいますから、自分がだまされているることがわかりません。**切るだけでも体にとっては大変な負担です。その上に抗がん剤ですから、免疫力が低下してしまいます。**生活が変わらない限り、がんになりやすい体質が変わることがありませんから、治ることはありません。5年経っても安心できないことがわかるでしょう。このことに気がついている人は、ほとんどいないと思います。

がんの場合、医者は5年間何も起こらなければもう心配ないと考えているようですが、原因のほとんどが生活環境にあるのですから、そのまま何もないで済むはずがありません。中には不適切な生活であったことに気がついて、改めれば再発は免れますが、生活に無関心で同じ生活を続けているような場合、5年過ぎても安心はできません。

猛毒を医療に使うことの是非を問えば、正常な判断力を持った人ならほとんど「論外」と答えると思います。ところが、「影響は個人差があるがそれほど心配ない」と聞くと、簡単に信じて疑うことを忘れてしまいます。常識では通らない医療だとわかっていたはずですが、相手が凶暴な細胞と聞かされればやむを得ないと対応が変わってしまいます。

医療に信頼をおくことに、とやかくいうつもりはありませんが、何事も過信すると弊害が起こりますので、程々がいいのではないかと思います。私も病気は医者にかかれば何でも治ると考えていた1人ですから、偉そうなことはいえませんが、難病が多いことを知って考えが変わりました。

医療ではどうにもならない病気があります。それをどのように考えるかで、医療との付き合い方が変わります。これは医療に責任があるのでなく、そういう現実があることを素直に認めることが大切なことです。

難病に効く薬は簡単に見つかる訳がありません。効かない薬を飲み続けていたら体がどうなるかわかりそうなものですが、そのことに気がつかないで大量の薬を飲み続けている人は少なくありません。安易に医療に期待をかけることから起こることです。

抗がん剤でがんを治すことと、どう違うでしょうか。抗がん剤でがんを治すことは難病を薬で治す以上に難しいことです。常識ではそんなことは考えられないことなのに、治ると信じてしまうのは、医療を利用する姿勢の間違いから起こることではないでしょうか。

自分勝手に生きているのではなく自然によって生かされている

その上、猛毒を使う愚劣な医療に疑問を持つことなく、だまされていることに気がつかないのは、がんが恐ろしいと教えられているからなのはわかりますが、それでも猛毒を使えば治ると聞かされても疑問を持たないのは完全にコントロールされているからです。これは信頼と期待が大きいこともありますが、医療を利用する姿勢に問題があるのかもしれません。

そこで、「あなたは薬を飲むために生まれてきたのですか」と、質問をしてみます。「そうです」と答える人はいないはずです。

「医者にかかるために生まれてきたのですか」。この質問にも「違う」という答えが返ってくるでしょう。やむを得ず医者にかかり、やむを得ず薬を飲んでいるはずです。それなのに安易に薬を飲み続ける人が多いのはなぜでしょう。

やむを得ない場合は別としても、簡単に医療に期待をかけて、生活を見直すことを疎か(おろそ)にしている人が多いはずです。そうでない人のほうが少ないのは、健康保険があるのだから利用すれば簡単で便利だ、保険料を負担しているのだから使わなければ損だ、と考える人が多いからではないでしょうか。

現在の医療はほとんどが対症療法です。一応原因は探しますが、それより症状を軽くすることを優先しています。それは、それなりに必要なことですが、それだけで終わってしまうことが少なくありません。そのことが原因を知って賢く医療の利用法を考える、という大切なことを忘れさせてしまっているのです。その結果、病気は薬を飲めば治る、と短絡的な捉え方をしてしまいます。

しかし、**服薬は大なり小なりリスクを伴いますから、そのことに無関心でいると、軌道から外れた医療でもあまり抵抗を感じなくなります。猛毒であるはずの抗がん剤を使うことに抵抗感を持たなくなっているのは、そのことと無関係ではないのでしょう。**

「大丈夫、毛髪がなくなってもまた生えてきますから」という医者のいうことをそのまま信じて疑問を持たないのでは、幼稚な大人といわれても仕方がありません。このような患者が多いことが医療の暴走を容認することになります。

人間は自然によって生かされている存在であって、自分勝手に生きているのではありま

せん。この自覚が欠けると病気になったときの対応に間違いが起こります。病気は生活環境に原因があるという認識が欠けると、解決を安易に医療に託そうとします。

当然薬が主役になりますが、薬は本来症状の緩和のためにあるもので治すものではありません。これを間違えると薬が病気を治していると勘違いして、薬さえ飲めば病気が治ると思い込んでしまいます。**猛毒を使っても病気が治せるという間違いに気がつかなくなるのは、薬が毒であるという原則を忘れてしまうことから始まっているのです。**

抗がん剤は細胞を破壊するのが目的ですから毒性が強く、正常な細胞にも作用します。使用量が多いほど体もその影響を受けるので、何回かに分けて使わなければなりません。これは副作用を軽くして死亡をさけるためです。副作用と再発のリスクは使用量と体力とのバランスで決まります。抗がん剤は、がんを治すとか、生存期間を延長するものだ、という医者がいますが、これほど矛盾した発言はありません。こんな嘘で固めた医療を規制もせずに放置しているのは、国の医療行政の怠慢であり、告訴に値します。

放射線も同様でがんを破壊する目的で使われます。侵襲性が少ないといいますが、遺伝子を傷つけますから苦痛や再発のリスクを覚悟していなければなりません。切って治すことも、できれば避けたいところですが、無知が伴う以上難しい問題でしょう。しかし、がんが切らずに治るとしたら、これらの医療はすべて根本から考え直さなければならなくなります。

そのとき、すべてのがん医療の必要がなくなります。抗がん剤も放射線も、進歩だと得意になっている分子標的薬も、合併症が少なく回復も早く切らずに治せるという最先端医療も、設備投資が３００億円、治療に３００万円もかかる重粒子線治療や、ＨＩＦＵ療法という超音波を活用する新技術を利用する方法も、遺伝子を利用して延命が望めるという複合的免疫治療もすべて無意味なものになるのです。

これまで述べてきたことで、がんという病気の性質と、がん医療の正体、そして**がん医療が利益追求の手段として利用されていること**がわかったでしょうか。利益追求に都合がいい病気であることがわかると、合法的に利用しようとするものが現れます。その権益を守るために不都合なことが起こると力ずくでそれを封じ込めようとする者が現れます。

これが教授という肩書きを持つ人たちですから、だまされないように用心しなければなりません。さらに甘い汁を吸おうとして、すり寄るものも出てきます。利益追求にどん欲な社会であれば当然のことでしょう。

製薬会社がその一端を占めているのは、ご承知のとおりです。膨大な設備を企画する機械メーカーも現れます。暴騰する医療費に便乗して保険会社が宣伝を競うようになります。すべてがん医療に利益を求める集団ですから、禿鷹が屍肉に群がるのに似ています。医療の当事者は医者と患者ですが、その背後には利益追求でしのぎを削っているものたちが舌なめずりをしているのです。

その結果必要のない治療で苦しめられ、殺されている患者が世界中に満ちあふれるという現象が起こってきます。「まさかそんなことが」といいたいでしょうが、この際患者としてではなく、冷静な第三者の目で見ることができるとわかります。

しかし、世界中の医者が間違った情報を与えられ、それを信じて治療を行っているのですから、患者がだまされるのも無理もないことでしょう。

間違った捉え方がまちがった医療を拡大させていることがわかっても、この医療にブレーキをかけようにも方法が見つかりません。甘い汁に味をしめている連中や、病気を撲滅するためには命を犠牲にするのはやむを得ないと考えている医者たちに、自浄作用を期待するのは到底無理なことですから、今のところは一人一人の自覚に頼る以外には対処法がありません。

この私の考えに異論が起こることは承知しておりますが、**医者が治療を放棄した末期がんが生活環境を変えることで治っているというのが、何よりもこのことを明らかにしています。これは現在のがん医療が、すべて無効であることを何よりも証明しています。**

治療は必要ない。生活を変えてがんにならない環境を作ればいいと教えられても、信じるのは勇気のいることでしょう。しかし現在、出回っているがん情報に疑問を感じ、すべてがデタラメであることに気がつけば、誰もが理解できることだと思います。

がんの治療と仕事の両立は難しいか

「がん医療の今」と題する新聞記事を見ました。

記事の冒頭に、「日本人の2人に1人が一度はかかる「がん」。治療成績の向上で、死に至る病から長く付き合う病に変貌しつつあり、仕事の両立など社会の支えも求められる。患者ごとのオーダーメード治療も進み、がん医療は今、その姿を変えている」とあり、例を挙げて現在の医療状況を伝えています。

46歳の営業部長T氏、今年前半、咽頭がんの放射線治療や、大腸がんの手術を受け、9月に仕事に復帰し、残業はせず、月1回半日休みで、約1000人を束ねる重責を担っているとのことです。「がんとわかった直後は死を恐れ、家族の心配もしたが、隠さず伝えたほうが会社や同僚が応援してくれると思った」と制度を利用することを考えました。今も後遺症や転移の心配はあるが「仕事を辞めずに検査や体調に合わせて勤務できて安心」といいます。

その制度とは、勤務時間を短くできるように、と5年前から会社が変えたものだそうです。

戦略人事部長は「会社にとっても貴重な人材を失わずにすむ」というのですから結構なことですが、大きな会社は可能でも、小さな会社では難しい問題です。

国立がん研究センターの推計では、２００８年にがんになった75万人近くのうち生産年齢15～64歳は約23万人（前年比４％増）です。仮にがんになった人全員が働かなくなれば労働損失は年1・3兆円との推計もあります。厚生労働省研究班の12年の調査では、がんの診断後に37％が退職または部署を異動、約半数は収入が減り、退職・異動、その４割は会社の指示によるものです。

国立国際医療研究センターの和田耕治医師は、「企業側は仕事ができないと決めつけず、患者と十分な意思疎通を図るのが重要」と話しますが、現在のような医療が続く限りは難しい問題です。10年弱前にがんと診断された人の5年後の生存率は、種類によっては9割超、全体で6割弱。厚労省の推計で診断5年後に生きている人は15年に３０８万人、99年のほぼ2倍です。

この数値を見ると、治療が随分進歩していると思われるかも知れませんが、これまで私がいってきたことが理解できていればそうでないことがわかるはずです。これまでの医療はがんを処分するだけで治す治療ではありませんでした。**現在も切る、抗がん剤、放射線、すべてがんを処分するだけの医療で治る医療には変わっていません。**もしそうであれば末期がんでも治るはずです。末期がんになったからもう手に負えない、と医者が患者を見放す医療なのです。その医療の何が変わったのでしょうか。

生存率に変化が現れたのは、医療が進歩したからと捉えがちですが、これは疑問です。20年前、10年前、そして現在と比べてみると、「ストレスががんの一因」とマスコミも取り上げるようになり、それを知る人が徐々に増えたためではないかと考えます。それが生存率を上昇させたのかもしれず、決して治療が進歩したからではないと考えます。切る、抗がん剤、放射線治療はそのままで何も変わらず、変わったのはがん治療に金が余計にかかるようになったことだけです。

この変化をもっと大きなものにするには、どうすればいいのでしょうか。

答えは簡単です。こんな訳のわからない医療は拒否することです。その上で生活環境を変えていけば、5年とはいわず、寿命がつきるまで生きることができます。治癒率など考える必要がなくなります。

3年前に乳がんの手術をしたSさん、副作用で不妊となる可能性がある抗がん剤治療に備え、卵子を凍結保存しました。昨年末、骨に移転。相手の負担を考えると結婚に踏み切れず、妊娠のメドもたたない中、治療を続けています。転移が見つかる前、失った胸の膨らみを取り戻す乳房再建の手術に踏み切りました。自己負担で100万円です。一部の方法に保険適用範囲が徐々に広がり、これが乳がん「治療の一環」になりつつあるといいます。

2007年6月政府は「がん対策推進基本計画」に就労支援の必要性を初めて明記しました。小児や高齢者のがんでライフステージに着目した研究、治療技術による入院期間の短縮や、通院で抗がん剤治療をする病院の増加も考えて治療に弾みをつけようとしています。記者はこれを評価する一方で、がんになった後の仕事との両立や人生の選択に配慮した治療、さらに社会の支援が、安心して過ごす条件だと主張しています。

確かにそれらは必要なことですが、これらはあくまでも治療することを前提にしたものです。**治療の必要がなく、生活環境が変わればがんが消えてしまうとなったら、このように心配する必要がまったくなくなります。**私はそんな社会になったら、と想像して生きています。実現不可能？　そんなことはありません。一人一人が、現在の日本の医療が愚かなことに気がつけばいいだけです。

近年、がん検査も多様になり、検出率も高くなっていますから、暢気に構えているとこの愚かな医療に簡単に取り込まれてしまいます。

がんには外的要因によるものと、内的要因によるものの2種類があると述べました。外的要因によるがんは放射線やアスベストなどで代表されるように、物理的なものが原因ですから、現在の医学のレベルでは治すことは困難です。しかし、原因が内的要因にあるものは生活が関与していますから、生活を改めることで治すことができます。

一方、転移という言葉が使われていますが、これは発生の原因がわからないのでがんが転移したと考えているのでしょう。生活環境が原因であるなら、そのために新しいがんが作られたと考えることができますから、これは新生と考えるのが正解だと思います。転移にははっきりした根拠がありません。がんは突然変異によるものとして発生原因がつかめていないのですから、医者が勝手に考えたものということができます。**がんのほとんどが生活環境によって増加したり、あるいは減少したりするもので、増殖すると考えるのは無理なことです。**

ワクチンの正体を白日の下に晒す

日本の健康保険制度は、ＷＨＯが世界一と太鼓判を押すほど優れた制度ですが、利用する人たちの意識はあまりほめられるものではありません。健康保険があるからありがたいと感謝して利用しているうちは問題ありませんが、利用するのが当たり前で、利用しなければ損という人が多くなると、財源が窮屈になりますので運営が難しくなります。当然保険料や負担金を上げて対応を考えますが、患者負担の上限は3割までで、それ以上だと保険の意味がなくなります。後は患者の懐具合で差をつけることを考えることになるのです。

一方、医療が進歩するにつれて、医療研究費の増加がコストの増加を招きます。本当に必要な進歩なら歓迎しますが、医者の趣味としか見なされないものもあります。その結果医療を利用しているはずなのに、実際は利用されているという現象が起こります。一見ではわかりませんが、篩にかけてみると患者が医療に利用されているというおぞましい実態が浮かんできます。

サリドマイドは奇形に繋がる恐ろしい薬剤であることがわかって市場から消えたはずでしたが、再びがん治療に登場してきました。勿論このようなものが効く訳がありません。しかもこの薬剤は健康保険では使えませんので、高い金を払って自分で購入します。このような見当違いの薬剤が、がん医療に登場してくることが問題です。

使う本人が納得したうえで使うのですから、外からとやかくいう筋合いはありませんが、このような曰くつきの薬剤ががん医療にも登場していることに注目すべきでしょう。がんを消滅できるなら、毒であろうが、奇形を作るものであろうがそんなことはかまわないと考えるのががん医療の実態です。

最近話題になっているがんワクチンでも様々な問題が起こっています。がんが伝染する病気ならワクチンは有効な手段になるかも知れませんが、末期がんが生活環境を変えることで治るとなれば、ウイルスが原因と考えるのはどうかと思います。

がんになる原因は生活環境にあり、最大の要因が動物性の高タンパクや脂肪を代表とする高カロリー食であると伝えてきました。これは、マクガバン・レポートやチャイナ・スタディで明らかにされています。高タンパクの摂取量が一定の量を超えると、がんが急激に増え、量が減るとがんも減ることをチャイナ・スタディの著者であるキャンベル博士が報告しています。**高タンパクの摂取量によって、がん発生のスイッチがオンにもオフにもなるのです。**しかし、このような情報はまったく伝わっておりません。こんな状態でワクチンが登場するのは解せません。

病気を治すために薬を使いますが、ワクチンは流行する病気に対して考えられた医療で、１７００年代からイギリスやフランスで盛んに行われるようになったといわれています。

ワクチンには病原体の感染防止や症状を和らげる効果があるとして使われていますが、その一方で、最近は**ワクチンの過剰な使用に伴う接種後の人体に及ぼす弊害が問われています**。しかし、この件に関しては一般にはほとんど伝わっていないようです。そこで医療の進歩の陰に隠れて表面に現れない認識不足について考えてみましょう。

世界保険機関はワクチンを次のように定義しています。

ワクチンとは、病気に対する免疫を得る手段として、体の抗原体の分泌を刺激する調合剤の総称である。ワクチンに含まれるのは、具体的にいえば、弱めるか殺した菌類、またはその生成物や派生物を入れた懸濁液である。ワクチンの一般的な投与法は注射によってなされるが、経口摂取や鼻腔スプレーもある。

この中にある懸濁液とは、顕微鏡で見ることができる大きさの微粒子が入っている液体です。つまりワクチン自体、実は微生物やその一部を混ぜただけの液体なのです。これはかつて行われていた原始的な療法そのままといっていいほど奇妙な治療ですが、それを十分認識したうえで皆さんは利用しているのでしょうか。

このことを踏まえて、インフルエンザの予防接種について考えてみましょう。毎年寒い季節がやってくると、このワクチンが話題になります。新型のインフルエンザが加わってくると、無関心では済まされなくなりますが、インフルエンザウイルスは次々に型を変えるのでワクチンが追いつかないといわれています。そのために効果はきわめて低く、むしろ弊害のほうが大きいと指摘する声もあります。

さらに、１９９４年に重大な副作用が確認され、定期予防接種から任意接種に変わっています。にもかからず、現在も大量に造られ出回っているのは、厚生労働省の後押しがあるからです。

これとまったく同じことががん治療でも行われています。厚生労働省の技官が、抗がん剤の効果がないことを知りながら認可し、猛毒で患者が死ぬことを理解しているのにもかかわらず放置しています。治験でがんの消滅が確認できれば、認可が下りるのです。そのために人体にどんな影響が及ぼうと関係がない、というのが厚生労働省の見解だと考えられます。

抗がん剤の役目はがんを殺すことだから、それに成功すれば、他のことには関与しないということのようです。医者は厚生労働省の認可が下りたものだからがんに効く、といって患者に勧めます。

史上最悪といわれたスペイン風邪の感染者は世界で6億人、死亡推定者は4000万人～5000万人にも及びました。日本でも40万人～50万人が死亡した、といわれています。このときのウイルスも次々と形を変えたために、ワクチンの効果は現れませんでした。さらに、犠牲者のほとんどが腸などを含む内臓疾患で亡くなっているという事実から、次のようなことが推察できます。

このスペイン風邪は、米軍内で接種された腸チフスワクチンの体内変異体であるパラチフス菌が猛威を振るったために多くの被害を出したのだといわれています。このことから、歴史的な伝染病の正体はインフルエンザとパラチフス菌によるパンデミック（複数の国や地域にまたがった世界的流行）と見るべきで、腸チフスワクチンが猛威の原因になったと考えるのが正しい捉え方ではないでしょうか。
インフルエンザワクチンも腸チフスワクチンも効果がないだけでなく、この両者の複合作用が思いがけない災害の原因になっているのです。

このようにワクチンが健康に被害を及ぼすことは少なくありません。日本脳炎ワクチンによるＡＤＥＭ（急性散在性脳脊髄炎）の被害を認め賠償を行い、地方自治体にこのワクチンの中止を指示したことがありました。

１９７６年米軍基地内で豚インフルエンザが突然発生したとき、国防長官ラムズフェルドが全国民に強制接種を目論み、テレビや新聞で大々的な宣伝を開始し、４６００万人が接種を受けました。４０００人が神経麻痺などの健康被害を受け、50人を超える死者が出てこのワクチンの接種が中止となりました。

これほどの被害にはならなくても、ワクチンによる被害は至る所で発生しています。日本でもけいれん発作で重症になったり、体調を崩したりした例がたびたび報告されています。

このように**ワクチンによる被害が起こりやすいのは、菌やウイルス、その一部に加え、様々な有毒物を含む懸濁液（けんだくえき）が使われているからです。**内容物を見ると、何故これほどの毒物が必要なのか理解に苦しみます。

1、防腐剤（メチル水銀とホルマリン）。メチル水銀は水俣病などの原因になった重金属神経毒で、ホルマリンは発がん性を有する神経毒物質です。

2、抗生物質（ゲンタマイシン）。ワクチンに付着するばい菌をコントロールするための強力な抗生物質です。

3、界面活性剤（ポリソルベート80）。避妊作用がある非イオン系界面活性剤で、ペットの避妊剤アジュバンド、トリトンX100などすべて不妊剤です。

4、その他の抗生剤（エンドマイシン）

5、免疫増強剤（アジュバンド）

6、動物培養細胞

7、ナノ粒子

8、ゼラチン、卵蛋白、砂糖、樹脂

このように何のために混入するのか、と首を傾げたくなるほど毒性のある物ばかりです。特にナノ粒子は細胞間物質を経ずにリンパ節に直接届いて、ひとたび細胞に入ってしまうと細胞と融合して永久に細胞を破壊し続けるといわれている物質です。ゲンタマイシンは抗生剤の最も毒性の強い成分をもち、ポリソルベート80やゼラチンはアナフィラキシーショックの原因になる急性薬物アレルギー誘因物質といわれています。
さらに不可解なのは、インフルエンザワクチンの懸濁液に肝心の有効成分がまったく入っていないという報告があることです。これは環境問題研究家・船瀬俊介氏が鶴見クリニック院長の鶴見隆史医師との対談で明らかにしています。

アメリカの多いところでは、妊娠時から6歳になるまで14種類、49回のワクチンを服用するといいます。日本では定期接種6種類を18回、任意接種6種類を17回、合計12種類を35回受けることになります。任意接種は断れますが、定期接種は強制ですから拒否すると入学の際などに影響を受けますので、最低半分の予防接種を受ける必要があります。

このような有害物質がこれだけ体内に入り込むのですから、影響がないはずがありません。多動性症候群（ADDやADHD）、自閉症、不妊症、アトピー性皮膚炎、アルツハイマー、がんなど難病の原因になることを指摘する学者が多いのです。

それだけではすみません。ワクチンは根絶したはずの病気を復活させたり、新しい感染症や伝染病を拡大したりするといわれています。意図的なものなのか、医療ミスなのかはわかりませんが、このようなことが現実に行われているのです。

かつて猛威を振るった天然痘やはしかなどの伝染病が終息したのは、ワクチンのおかげと考える人が多いようですが、これらはワクチン接種が世界で普及される以前に終息していました。むしろワクチンがこれらの病気を復活させていると、統計が示しています。

その例をアメリカの小児麻痺で見ることができます。１９５０年以降、根絶されつつあった小児麻痺が再び増加するようになりました。有力な原因がポリオの生ワクチンであることを米・疾病管理センター（ＣＤＣ）が認めています。ＣＤＣの統計によると、１９７３年から10年間の小児麻痺の87％、１９８０年からの10年間はすべてワクチンが原因で発生しているとしています。

このようなワクチンの危険性は、１００年以上も前から指摘されていました。１８７６年、ジェームズ・ウイルキンソン博士は**「ワクチン接種は、まさに狂気の沙汰というしかない。これは純粋な殺人である」**と断言しています。また、１８９９年には、アルフレッド・ワレス教授は**「ワクチンに効果があるというのは幻想だ、それを法的に強制することは犯罪である」**と述べています。

日本でもインフルエンザワクチンは効かない、と断言している医師がいます。子宮頸がんについても同様、ワクチンの「配合成分はほとんど同じ」で効果がないというのは前述の鶴見クリニックの鶴見隆史医師です。鶴見医師によると、いずれのワクチンも内容物は毒物ばかりで、肝心のワクチン成分がまったく入っていないのですから一体どうなっているのか、といいたくなります。

鶴見医師が告発する内容は、アメリカのテキサス州でいち早く子宮頸がんワクチンの接種を法律で義務化しましたが、知事のリック・ペリーが製薬会社から多額の献金をもらっていたことが暴かれて全米を揺るがす一大スキャンダルに発展した件です。これでこのワクチンが無効であるとわかりましたが、日本では厚労省が150億円にのぼる子宮頸がんのワクチン接種予算を申請しています。これについて国民は何も知らされていません。

マスコミも新型インフルエンザで不安をあおるだけで、ワクチンについて正しい情報を伝えようとしていません。子宮頸がんでも正しい情報の提供を怠っています。そのため新人議員がワクチン普及キャンペーンに奔走し、それを後押しする女性の運動が盛んになって、国の全額負担を申請する動きが起こりました。彼女らの行為は女性の幸せを願う善意から起こったことでしょうが、彼女たちはワクチン接種を強力に進めようとする背景にワクチン製造販売に絡む膨大な利益がうごめいていることに気がついていません。

前項で厚労省の技官が、抗がん剤が効かないとわかっていながら認可する理不尽な行政の裏に触れましたが、ワクチンでも同じことが行われているのです。

製薬会社の太鼓持ちをすることで、究極は自分たちの利益に繋がるからです。それで国民の健康がどうなろうと自分たちには関係がないというのが彼ら役人の考えであり、マスコミがその片棒を担いでいることを認識しておいてください。既に子宮頸がんワクチンへの公費助成を決めた自治体が全国に広がっていますが、この結果どうなるかを考えると恐ろしくなります。

子宮頸がんはＨＰＶという特定ウイルスによってほぼ１００％発生するといいますが、この根拠が甚だ曖昧です。何故このウイルスだと特定されるのか、説明がありません。さらに、ウイルスは性行為によって感染し、ＨＰＶに感染した場合はワクチンでは排除できないし、がんを治す効果もないので、あらかじめ接種することを義務づけることが重要だとされています。

我が国では30歳未満の妊娠した女性の約20％がウイルスに感染していることが確認されているといいますが、これもおかしい。それなら妊娠した20％の人たちががんになってしまいます。こんな他愛ない根拠で、子宮頸がんワクチンの接種を義務づけようとするのはとんでもないことです。

これまで何度もいい続けてきたことですが、**がんはウイルスで発生するものではありません。すべて生活環境が作るもので、ウイルス説を唱えるのはがんを利権に結びつける企業のみで、がん分裂説同様まったく根拠のないものです。**

既に子宮頸がんワクチンでも、死亡事故などの被害が多発しています。特にインドの報告は酷いものです。120人の少女に接種して4人が死亡ですから、背筋が寒くなります。これはメルク社のワクチン「ガーダシル」を2年間使用した結果起こったものです。イギリスでは、2009年グラクソ・スミスクライン社の「サーバリックス」接種直後に14歳の少女が死亡しています。現在日本で接種されているのがこのワクチンです。

ワクチン懸濁液の内容物は防腐剤、殺菌剤、抗生剤ばかりですから、これらの事故は当然起こりうることです。それなのにこのワクチン接種を義務づけようとするのですから、危機を感ぜずにはいられません。

科学が進歩すれば何でも解決すると考えることが、抗がん剤のような非常識な薬剤に繋がります。子宮頸がんでも、似たことが起こっていることに注目しなければなりません。がんに対抗する方法は、がんにならない生活を心がければいいのです。ワクチンで防ぐ、と考えることが間違いであることに気がつかなければなりません。

といっても、現在のように文明に浸った生活が続けば、がんになることを免れることは難しくなります。そこで重要なことは、**がんになっても医療を持ち込まないことです**。がんは生活が作るものであると、自分にいい聞かせ、分裂するとかウイルスであるという医者のいうことには耳を傾けずに無視しましょう。医者自身ががんマニアに利用されていることに気がついていないのですから、そんな医療を信用するほうがどうかしています。

造血器官についても、誤った知識が与えられていることに気がつかなければなりません。これらのことから世界中の人が嘘の情報で操られていることに気がつけるでしょう。医療の進歩のなかには、このような患者を弄ぶだけの医療が少なくないことも知っておくべきなのです。

文明は諸刃の剣を持っています。文明による恩恵は大きいものですが、利用の方法を間違えるととんでもないレールに嵌ることになりかねません。それを理解したうえで医療を利用する心構えが必要です。利用のしかたを間違えば、計り知れない不幸を招く原因になります。悪魔の申し子のような抗がん剤を使う医療が当然なこととして行われていることに、誰も異常なものを感じないのは、情報がコントロールされていると気がつかないからです。

自分勝手な生き方ががんの原因
感謝の心が治癒への道を開く

人間は自然によって生かされている存在です。その人間に、何故抗がん剤のようなものが必要でしょうか。この素朴な疑問がどこからも湧いてこないのは、医療に寄せる期待の大きいことと無関係ではありません。期待を寄せるのはとがめませんが、過度な期待が、裏目に出ることを用心しなければいけないといいたいのです。

幸せの条件として、豊かな生活は欠かせないものでしょう。しかし、労せずに豊かな生活を獲得できる訳がありません。人間は自然のなかで野山を駆け巡って食料を求め、あるいは全身を使って田畑を耕して生きてきました。自然が相手ですから、たびたび飢餓に見舞われています。だから、**人間は飽食には弱く、飢餓には強い遺伝子をもつといわれています。したがって安易に文明に浸って飽食の生活が続いていると、その生活に影響を受けた病気に掛かりやすくなるのです。**

こんなことは誰もがわかっているようですが、あまり深刻に考えていないのです。そうなったら、そのときは医者にかかればどうにかなると考えているからでしょう。しかし、医者のできることは限られています。ほとんどが病気の進行をおさえるだけの対症療法で、直接病気を治す医療ではないことを知っていなければなりません。病気を治す方法は病気になった原因を探して、それを排除する以外にないはずです。

そんなことはいわれるまでもないことですが、目先の症状が変わるとそれで済ませてしまいます。しかし、生活が変わらなければ治る訳がありませんから、必ずぶり返して症状がもっと酷くなります。がんがそのような例と違うと考えるのがそもそもの間違いで、そこから医療に利用される生活が始まるのです。

K氏は気功に出会って、そのことを指摘されます。寺山氏は抗がん剤に疑問を感じて、医療から離れることを考え始めました。

ここで2人とも、それまでの生き方が間違っていたことに気がつきました。そこで残された時間をどうしたら悔いのないように生きられるかを考えました。この時点では治るとか治らないとか、そんなことは毛頭考えていません。

この2人の状態がストレスをまったく感じない状態であることに気がつくでしょうか。食事の変化もあって体調が変わりました。心配事がないのですから当然です。気分がいいのと悪いのでは雲泥の差があります。医療を受けていたらこんなことは起こりません。

見方を変えれば、生き方を自然に近づけただけともいえます。**自然を無視した身勝手な生活ががんになった原因であるとわかったのですから、それを改めることに集中しました。**がんになって初めて命が貴重で、かけがえのないものであることに気づいたのです。

意外なことにこれで体調がよくなってきました。健康を取り戻す生活が続いたのですから当然ですが、その結果2人ともいつの間にかがんが消えていたというのです。

自分勝手な生き方は、感謝を忘れたところから始まります。命に対する感謝は勿論ですが、すべてに対してといっても的外れではありません。「これは感謝する値打ちがあるが、これは違う」ということはないでしょう。感謝に条件はありません。**この世にありがたくないものなど存在しません。みな意味があるから存在しているのです。ですから、意味がわかろうがなかろうが、そんなことは関係ありません。すべてが感謝の対象です。**

がんも感謝の対象だと考えられないでしょうか。がんを厄介でありがたくない、と考える人が多いと思います。しかし、「あなたの生活が間違っていますよ」と教えてくれていることに気がついたら、感謝してもしきれないものだと思いませんか。寺山氏はそのことに気がついたのですから、がんはもう体の中に存在する理由がなくなったのでしょう。

私は2人の奇跡的な回復について考え続けてきました。いずれも規則正しい生活に変わっていくことで解放されています。食事が不健康な状態から健康なものに変わり、病気にとらわれて暗く沈みがちだった心が一転して明るくなっています。ですから、身勝手な生活ががんに繋がっていたと考えて間違いないようです。要約すればそれだけのことですが、この変化は傲慢な心からは決して生まれません。

がんは傲慢な心の持ち方から起こり、感謝の心が解放を促すと考えて間違いないようですから、私には文明に偏りがちな生活に対する警告のように思われるのです。これはがんだけでなくすべての病気にいえることですが、がんほど顕著に現れる病気は他に見当たりません。がんは、宇宙の意思を伝えるものという感じがしています。

私が死ぬまでに1人でも多くの人に伝えたいこと

がんは切らなければ治らないと考えている人がほとんどですから、治療しなくても治るといっても誰も相手にしません。しかし、現実に切らなくても治っている人がいるのですから、この捉え方はおかしいのではないかと気がつかなければならないのです。

ではどうすればいいか、医療に頼らずに自分で治すしかありません。しかし、それを実行するとなると、とても不安です。医者にかからずにがんを治そうとするのですから、今までの常識にはないことで、不安になるのは当然でしょう。

改めて考えると、医療の名のもとに、詐欺まがいの行為が堂々とまかり通っている現実を知ることができます。

医者からいえば、切ることも、抗がん剤も放射線も正当な行為です。詐欺行為だなんて、とんでもない言いがかりになります。しかし末期がんになって主治医から見放された患者が生きかえったとなると話は別です。治す医療をしていないのではないかという疑問がおこります。

医者は、がんは分裂して増える細胞という見方をしておりますが、それは違うという学者がおります。自分の生活環境が悪いために現れた細胞で、生活環境が変われば消滅するといいます。それが真実なら、現在の医療はとんでもないことを患者に押しつけていることになります。

そんな医療を国が認め、司法が追随しているのですから、個人の力ではどうすることもできません。訴えても相手にされないでしょう。したがって医療に頼る以上は、この災難から逃れることはできません。それが、がん医療の現実です。


ここで考えてほしいのは、**本来病気は自分の持つ治癒力が治すもので、医者が治すものではないということです**。したがって、医者ががんを治せなくても不思議なことではありません。まして猛毒を使って治すのですから、非常識に輪をかけた酷いものですから、こんな医療とは決別するしか方法がないとわかるでしょう。でも、勇気のいることです。

前述の末期がんの宣告を受けている2人は既に死ぬ覚悟ができていますから、恐れるものは何もありません。失うものも何もありません。これからどう生きたら悔いが残らないか、そのほうが問題です。ですから、いいと思うものは何でもやろうと前向きになります。どうしたら長く生きられるかなどという欲望はまったくありません。**やるべきことをやって天命を待つという潔い生き方ですから、この状態はストレスがほとんどありません。**この開き直りが重要です。

一方、寺山氏のほうは、がんに「ごめんね、愛しているよ」としきりに声をかけていました。これががんを急激に減らす原因になったと考えたのは、「水からの伝言」という写真集を思い出したからです。

この写真集は、1880年末から90年初期にかけて出版されたものです。著者は波動研究家の江本勝氏です。江本氏は水を凍らせて顕微鏡で観察することを考えました。水の性質の違いが、結晶のでき具合に反映されるのではないかと考えたからです。困難な仕事でしたが、結果は目を見はるものでした。いい環境にある水は美しい結晶を作りましたが、悪い環境におかれた水は結晶ができません。水の持つ性質の違いが映像の上ではっきり現れていたのです。

都市の上水道を調べてみると、環境の違いがそのまま現れました。災害が起こった直後の水は結晶ができません。ところが、環境が改善されるにつれ日を追うほど、映像が変わって元の状態に戻っていきます。人々の恐怖が徐々に収まって環境が良好に変わったことが水に反映されたと考えてよいようです。

そこでコップを2つ用意して実験に掛かりました。それぞれに同じ水を入れて（A）に有り難う、（B）に馬鹿野郎と声をかけ一晩かけて凍らせました。（A）は奇麗な結晶を見せてくれましたが、（B）は結晶のかけらもありません。醜い崩れた像が見えるだけです。水が環境の持つエネルギーの性質を的確に捉えていることがわかりました。

良質なエネルギーをもつ水は美しい結晶を造ります。しかし、環境不良の状態におかれた水は醜い像で質の悪いエネルギーを持つことを伝えます。このことからアクアの惑星と呼ばれている地球は、美しい星であることを望んでいる、奇麗な水でそれを伝えようとしているのではないかと考えることができるのです。

寺山氏は自分の身勝手な生き方ががんを作ってしまったことを申し訳ない、とがんに話しかけます。「ごめんね、愛してるよ」という声を体の中の水は当然受け取っていますから、結晶を作る奇麗な水に変わっていくと考えられます。

私たちは体重の70％以上も水を抱えて生きています。毎日少なくても、その中の20％前後は入れ変わるといいます。この水が結晶のできる奇麗な水になるか、それとも結晶のできない質の悪い水のままであるか、これは想像する以上に重要なことだと思います。

水の性質が健康に影響することは誰でもわかっていることです。問題になるのは、がんにどれだけの影響を与えるかです。私はいい水を抱えている体は、がんを作らなくなると思います。奇麗な水を持ち続けるなら、がんがあっても次第に消えてゆくでしょう。意識がいつも体内の水に影響を及ぼしていると考えるからです。

この状態は千島がいう細胞の逆分化に結びついてきます。これは私が勝手に考えることですから、科学的に証明することは難しいと思います。しかし、同じ証明困難な分裂説や突然変異説に比べたら、ずっと現実性があるのではないでしょうか。

水にかけた声が映像の違いで現れるのは、声の持つエネルギーの質を水が的確に捉えているからです。声の性質を判断して結晶という形で表現し、否定するのは水の意識が選択し意思が決めることです。ものをいわない水ですが、意識と意志を持つ流動体であることは間違いありません。

この水と、私たちはいつも対話をしながら生きています。常に内在しているのですから、それは違うといっても通らないでしょう。生きている以上、この水が結晶のできる奇麗な水であるか、それとも結晶のできない汚れた水であるかで、生命の質が変わるはずです。科学的にどの程度のことがわかるのかは知りませんが、私はそのように考えています。

「愛している」、あるいは「ありがとう」といつも優しい言葉をかけていると、体の水は結晶のできる奇麗な水であり続けるでしょう。しかし、他人が聞いても耳障りで居心地のよくない声をかけることが多くなれば、奇麗な水を持ち続けることは難しくなると思います。したがって、**汚れた結晶のできない水を抱えている体はがん細胞を作っても不思議ではありません**。反対に、いい言葉をかけ続けていれば、体中の水がどんどん奇麗な水に変わって奇麗な細胞が作られると考えます。

さらに、私は声に託さなくても思っただけで、その波動が水に伝わっていると思います。これはK氏の日常が感謝の生活に変わってはいますが、寺山氏のようにがんに話しかけたりしてはいません。それなのに同じように末期がんから解放されている点から考えられるのです。

しかし、思うだけでなく「ありがとう」「ごめんね」と素直に声に出すほうが、より確実に受け止めてくれると思います。

さて、本書を読んで、私の伝えたいことをわかっていただけたでしょうか。

愛が、感謝が奇麗な水を作る。その水が命の原動力になっているのだと気がついたとき、

私は全身が震えるのを感じました。

これが宇宙の意思だと感じたからです。「がんは我々人類に送られた神からの強烈なメッセージである。魂を磨け」と、がんが教えているように感じました。

私の人生は還暦をすぎた頃から劇的に変わりました。

がん医療が想像もできないほどひどいものと知ったとき、このままで何もしないことは許されないと、思いました。そして、この事実を1人でも多く人に伝えることが、私に与えられた義務だと思うようになりました。

本書は持病の腱鞘炎と妥協しながら、さびかけた思考力を鼓舞して書き上げました。能力不足は補いようがありませんので、熱意を汲み取って補っていただけたら幸いです。長い時間お付き合いいただいたことを心から感謝し、お礼を申し上げます。明るい未来と幸せを期待してペンを置きます。ありがとうございました。

第4章のまとめ

◆実験の結果から「動物が必要とするタンパク質の量を超えたとき、病気が始まる」と断定した博士がいる。

◆がんになる人は、「がんになる生活」をしているから、その生活を改めればがんが作られなくなるだろう。さらに、その状態が続けば、末期がんでも治ってしまう、と考えられる。

◆がんの早期発見が必要なのは、治療のためではなく、生活の改善のため。

◆末期がんから回復した人に共通することは、食生活の改善と魂のレベルの向上の2つ。

◆がんは傲慢な心の持ち方から起こり、感謝の心が解放を促すと考えて間違いないようだ。私には文明に偏りがちな生活に対する警告のように思われる。

あと書き

今までも繰り返し伝えてきましたが、切ってがんを取り出しても治りませんし、抗がん剤を使ってがんが消えても治ったことにはなりません。抗がん剤という猛毒を使うのですから、その反動で命を縮めます。こんなことは、正常な判断力を持つ人間なら子どもでもわかることです。

さて、なぜ自分がこのような大変なことに関わるようになったのかを、改めて考えました。筋の通らないことに妥協するのは嫌いな性格ですし、納得できないことがあればとことん追求しなければ気が済みません。起こることはすべて必然で、偶然はあり得ないというのが私の信条ですから、このまま何もしないでいることは我慢ならなかったのです。

この医療が正しい方向に進んでいないことははっきりしていますから、どうしたものかと考えますが、有力な情報にはなかなか繋がりません。その間に知人友人が治療を受けて死んだという噂が入ってきます。その度に何もできないでいるのが情けなくなりますが、どうすることもできません。そんな思いを長年引きずって生きてきました。娘が乳がんになったと聞いてもどうすることもできません。ただ無力を嘆くばかりでした。

そんな生活が16年も続いたある日、明かりが見えてきました。私の考えていたことは、千島学説に該当していましたからとても嬉しく感じ、16年の鬱憤が一気に晴れた瞬間でした。生活環境が変われば、がんは作られなくなるのです。その状態が続けば、末期がんでも治るという極めて簡単なことです。

しかし、これは安易に医療に依存しているようでは気がつくことではありません。常識が通用しない医療ですから、疑うことを知らなければ正解にたどりつけることではないのです。

現代の間違った医療は、細胞が細胞を作るというウィルヒョウの主張で始まりました。それは分裂する細胞が相手ですから、戦って勝つことが要求されます。しかし、何故細胞が細胞を作るのかわかりませんし、証明できることではありません。その間違いを指摘したのが千島喜久男です。分裂するのでなく、生活環境が作るのだといいました。それを無視したことが現在の泥沼のような医療を作る原因になりました。

ここからわかることは、**がんを作る環境が変わらなければ、がんが治ることはない**ということです。したがって必要なのは医療でなく、生活を変えてがんにならない環境を作ることです。このことから如何なる方法をとっても、医療では治ることはないとわかります。

現在の医療とは自分のほうから縁を切るのが得策です。ですから、私ならがんといわれても相手にしません。次のように伝えます。

「先生と議論するのは本意ではありませんから、簡単に自分の考えをいいます。**がんは自分が作るものですから、医療に頼らずに自分で治します。したがって治療も検査も受けません。ついでにいいますが、がんが分裂すると考える今の医療は間違っています**」と。

これだけのことをはっきりいわれたら、医者は目を丸くして何もいえないでしょう。がんは分裂すると教わっているのですから無理もありませんし、これをいえるようになるには、正しい知識を獲得していなければなりません。また医療を拒否する勇気も必要です。でも、これまで私が伝えてきたことが理解できていれば堂々といえることでしょう。

苦痛があってどうしても医療に頼らなければならない場合があると思いますから、医療の必要がないとはいいませんが、がんを処理することは、邪魔なものを始末するだけでがんを治すのではないことを知って正しい対応をとっていただきたいのです。そのためにはがんは自分が作るもので分裂などしないという確かな知識を確保しておくことが重要です。

1人でも多くの人に、この医療の実態を知っていただきたいと思って努力してきました。ここでくどいのを承知で私の考えを総括しておきます。わかったといいながら簡単に医者の指図に従ってしまう方が多いからです。

がんとわかったら私は次のように行動します。ぼろぼろになって、苦痛まみれの人生を送りたくありません。ですから痛いとか、体調が悪くなければ、手術には同意しません。抗がん剤も放射線も同様拒否します。その上で徹底的に生活を見直して、気がついたことを改めます。

原因がわかっているがんは別にして、ほとんどのがんは、生活環境に原因がありますから、切っても治りません。また治せません。医者は治す手伝いをしているだけです。それなのに「猛毒を使って治す」ですから、頭の質を疑います。

動物性蛋白質と甘味の制限は避けて通れません。食事の質を向上させ、量を減らします。野菜中心で、偏食を改めます。要するに、悪いと言われることを極力避けます。

3ケ月経って体調に変化がなければ、更に3ケ月続けます。がんは大きくなっていないことが自覚できると思います。体調はむしろ良くなっているはずです。なまじっか調べるとストレスが加わるから検査は受けません。

がんは「分裂細胞」と考える医療に疑問を持たなければ、簡単に切ることに同意してしまいます。そうでなく「生活がよろしくない」ことに気がつけば、切ることが一番いい方法でないことがわかります。医者のいうことに従って急いで危険な橋を渡るか、耳をかさずに自分の信念を貫くか、この選択は重要です。

手術をすれば勿論がんは無くなりますが、原因を除かない限り、再発の恐れは消えません。そのうえ抗がん剤を追加されたら、更に苦痛が加わって寿命が縮まります。治るか治らないかは体力の問題です。それを無視して治療にかかるのはまちがいなく自殺行為です。一年以内に80％の患者が、がん以外で死亡というのは、過酷ながん治療で体力を消耗するからです。その実態は疑問を積み重ねてはじめてわかることです。

しかし疑いを持つことは簡単ではありません。自分の立ち位置によって選択が決まるからです。どの位置にも片寄らない真ん中におくことが重要です。

繰り返していうことですが、現在の医療は、原因不明のがんと、自分が生活で作ったがんを一緒くたにしています。これが過ちの原点ですが、判断を有耶無耶（うやむや）にしていると、医療に奉仕する愚かな自分に気がつきません。

自分が生活で作ったがんに戦（いくさ）を仕掛ける医療ですから、まともな判断ができればおかしいと思うはずです。しかし現実は、犠牲になって過酷な環境で苦しんでいる人が多いのです。しかも誰も医療のせいだと思いません。この流れを変えるには、疑いを持てる患者に増えてもらうしかありません。

ＡＩの目は、がんの発見を容易にするでしょうが、治療は逆に混迷を深めることになります。生活環境が変われば、ほとんど消えてしまうがんを、次々と開発される薬剤で患者を苦しめることになるからです。

末期がんでも使えるという夢の免疫薬オプジーボが、生活に支障が及ぶほど重い湿疹で患者を苦しめています。しかも余命が抗がん剤より短いと聞きます。

免疫のブレーキを外し、がんを攻撃させる薬でもあるため、正常な臓器まで攻撃する恐れがあります。目の玉が飛び出るほどの高価薬も期待外れで、ノーベル賞の価値まで疑わしいものになっています。

一世紀以上も虚仮にしてきた千島学説を見直し、過ちを正さない限り、新薬を開発する度に想定外のトラブルで患者を苦しめることになります。

私事になりますが、誤嚥性肺炎で入院治療を終え、がん専門医から肺がんの疑いがあり、3か月毎に1年間、ＣＴをとる必要があると告げられました。病気を恐れる患者にとっては、平静で済まされることではありません。現在のがん医療の恐ろしい一面を教えられました。私はもちろん笑って断りましたが。

この本を一人でも多くの人に読んでもらい、この破廉恥な医療で犠牲になる人が一人でも少なくなることを望んでいます。あとは読まれた方が、どう行動するかです。どうか正しい選択をしてください。

これで20年に及ぶ葛藤が終わりました。この医療に4分の1の生涯をかけてきたことになりますから、よく続いたものだと思います。これで私の人生は4人の子育てと、この一冊にすべてをかけて生きてきたことになります。他にめぼしいものは何もありませんが、欲しいものも、不足なものもありません。十分に生きられたと思いますから、これで何時死んでも思い残すことはありません。あとは、この本を読まれたすべての方が健康で幸せな生活がおくれるように、と願うだけです。

そう願いつつ書き続けてきたのですから、**どうか偽りの情報に惑わされることなく、正しい知識を持って堂々と生きられることを期待しております**。そのための勇気と信念の一助になれば幸いです。

長い時間お付き合いいただいたことを、心から感謝いたします。誠にありがとうございました。
最後に、このレポートをまとめるため、船瀬俊介氏の資料をお借りしました。随分助かりました。心からお礼を申し上げます。

神を信じすべてを愛す

近藤國彦

参考文献抜粋

『専門医が教える　がんで死なない生き方』　中川恵一（光文社）
『「余命３カ月」のウソ』　近藤誠（ベストセラーズ）
『医者が癌にかかったとき』　竹中文良（文藝春秋）
『これが心霊（スピリチュアリズム）の世界だー果てしなき生命』
モーリス・バーバネル著、近藤千雄訳（潮文社）
『抗ガン剤で殺される―抗ガン剤の闇を撃つ』　船瀬俊介（花伝社）
『「医療否定本」に殺されないための48の真実』　長尾和宏（扶桑社）
『脳はバカ、腸はかしこい』　藤田紘一郎（三五館）
『がんが消えた―ある自然治癒の記録』　寺山心一翁（日本教文社）
『葬られた「第二のマクガバン報告」』（上・下）
T・コリン・キャンベル著、トーマス・M・キャンベル著
松田麻美子訳（グスコー出版）

がん医療の闇を拓く

平成27年10月20日 初版発行
令和3年1月10日 4刷発行

著　者　　近藤國彦
発行者　　真船美保子
発行所　　KK ロングセラーズ
東京都新宿区高田馬場 2-1-2　〒169-0075
電話（03）3204-5161(代)　振替 00120-7-145737
http://www.kklong.co.jp

印　刷　　(株)暁印刷
落丁・乱丁はお取り替えいたします。※定価と発行日はカバーに表示してあります。
ISBN978-4-8454-2366-8　C0047　Printed In Japan 2015